Allgemeines Krankenhaus Eilbek
Ärztliche Bibliothek
Hamburg 22, Friedrichsberger Str. 60

FORTSCHRITTE DER IMMUNITÄTSFORSCHUNG

FORTSCHRITTE DER IMMUNITÄTSFORSCHUNG

HERAUSGEGEBEN VON

PROF. DR. HANS SCHMIDT · WABERN BEI BERN

BAND 5

DAS C-REAKTIVE PROTEIN

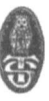

DR. DIETRICH STEINKOPFF VERLAG

DARMSTADT 1963

DAS C-REAKTIVE PROTEIN

VON

DR. GERHARD SCHWARZ

Wiss. Ass. der Medizin. Universitäts-Poliklinik
Heidelberg

Mit 16 Abbildungen und 1 Tabelle

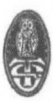

DR. DIETRICH STEINKOPFF VERLAG

DARMSTADT 1963

ISBN-13: 978-3-7985-0215-4   e-ISBN-13: 978-3-642-45797-5
DOI: 10.1007/978-3-642-45797-5

Alle Rechte vorbehalten

Kein Teil dieses Buches darf in irgendeiner Form

(durch Photokopie, Mikrofilm oder ein anderes Verfahren)

ohne schriftliche Genehmigung des Verlages reproduziert werden

Copyright 1963 by Dr. Dietrich Steinkopff, Darmstadt

HERRN PROFESSOR DR. HANS SCHMIDT
in Verehrung gewidmet

Zweck und Ziel der Sammlung

Die vorliegende Monographienreihe verdankt ihre Entstehung der Notwendigkeit, das umfangreiche Handbuch von H. Schmidt *„Fortschritte der Serologie"*, 2. Auflage (Darmstadt 1955), auf dem laufenden zu halten, zu ergänzen und auszubauen. Die Entwicklung der Forschung weist darauf hin, daß die Probleme der Serologie weitgehend in das größere Gesamtgebiet der Immunitätsforschung hineingreifen.

Die Tatsache einer gewissen Spezialisierung auf Einzelprobleme der gesamten Immunitätsforschung einerseits und die durch die rapide Entwicklung der internationalen Forschungsarbeit andererseits bedingte Unmöglichkeit für den Einzelwissenschaftler, die gesamte vorliegende Weltliteratur und sämtliche internationalen Spezialzeitschriften zu verfolgen, erfordert eine Aufgliederung des Stoffes und seine Darstellung in knappen speziellen und auch einzeln erhältlichen Monographien.

Die Sammlung soll in Anlehnung an die Hauptkapitel der „Fortschritte der Serologie" dieses Standardwerk fortführen und ergänzen durch aktuelle Monographien aus dem Gebiet der *reinen und angewandten Immunitätsforschung*, insbesondere ihrer Teildisziplinen *Serologie, Serochemie, klinische Immunologie, Immunohämatologie* bis hin zu dem *Transplantationsproblem* und den *bakteriologischen, mikrobiologischen* und *serologischen Arbeitsmethoden* und den *Problemen der Bluttransfusion*.

Die Bezieher der Sammlung werden so im Laufe der Jahre eine sich stets ergänzende Übersicht über die Forschungs- und Arbeitsergebnisse der Immunitätsforschung erhalten. Dem vielbeschäftigten Einzelwissenschaftler aber wird zugleich die Möglichkeit geboten, die für seine Arbeit notwendigen speziellen Informationen in bequemer Form zu erhalten.

Herausgeber und Verlag

Vorwort

Wie bei wissenschaftlichen Untersuchungen allgemein, bedeutet die Lösung eines Problems bzw. die Beantwortung einer Frage das Erscheinen ebenso vieler oder noch mehr neuer Probleme und Fragen. Wenn bei einer solchen Lage der Dinge die Arbeit über ein bestimmtes Gebiet zu einem gewissen Abschluß gelangt ist, so nur deshalb, weil die Methodik den Untersuchungen Grenzen setzte, nicht aber deshalb, weil nun alles bekannt ist.

So verhält es sich mit dem C-reaktiven Protein, wenn – wie dies im letzten Jahr geschah – die Flut der Arbeiten über dieses Thema abnahm, obgleich noch eine Fülle von Fragen offen ist, und wir bei der Beantwortung vieler auf bloße Vermutungen angewiesen sind. In der folgenden Darstellung ist der Versuch unternommen worden, das zusammenzustellen, was bis heute über das C-reaktive Protein bekannt ist. Dem Zweck der Sammlung entsprechend, nehmen Theorie und Grundlagenforschung absichtlich den größten Raum ein, obgleich die meisten Arbeiten zu diesem Thema über die klinische Bedeutung des C-reaktiven Proteinnachweises vorliegen. Dies ist eine Folge davon, daß viele Kliniken der Welt den Nachweis von C-reaktivem Protein in die Routineuntersuchungen des Labors aufgenommen haben.

Bei unserer unvollkommenen Kenntnis von Herkunft, Zusammensetzung, Entstehungsweise und pathogenetischer Bedeutung des C-reaktiven Proteins war es schwierig, einen Leitgedanken zu finden, unter dem sich die meisten „facts" zusammenfassen ließen. Der hier verwendete Begriff „Entzündungsprotein" unterstreicht nur diese Schwierigkeit, indem er es erlaubt, eine genauere Definition zu umgehen.

Bei der Abfassung der Arbeit gab mir Herr Professor HANS SCHMIDT, Wabern-Bern, wertvolle Hilfe und Anregung. Ich möchte ihm an dieser Stelle dafür herzlich danken.

Heidelberg im Winter 1962/63　　　　　　　　　　　　　　　　G. SCHWARZ

Inhaltsverzeichnis

Zweck und Ziel der Sammlung V
Vorwort VII

   I. Einleitung und Historisches 1

  II. Biochemie des C-reaktiven Proteins 4

      1. Darstellung und chemische Eigenschaften 4
      2. Elektrophoretische Untersuchungen über die Zugehörigkeit des CRP zu einer bestimmten Eiweißfraktion des Serums 6
      3. Das CxRP des Kaninchens 12
      4. Bildungsort des C-reaktiven Proteins 13

 III. Immunologische Eigenschaften des C-reaktiven Proteins 15

      1. Ist das CRP eine Antikörper-Vorstufe? 15
      2. Untersuchungen, die gegen die Hypothese von der Antikörper-Vorstufe des CRP sprechen 16
      3. CRP-Bildung bei fehlender Antikörperbildung 17
      4. CxRP-Bildung durch CxRP-Injektion 18
      5. Medikamentöse Einflüsse auf die CRP-Bildung 19
      6. Immunologische Kreuzreaktionen des CRP verschiedener Säugetiere 19
      7. Hautreaktionen 21
      8. Komplementbindung 21
      9. Kreuzabsorptionsexperimente 21
     10. Akute Phase-Reaktanten, die dem CRP ähnlich sind 22

 IV. Nachweismethoden des C-reaktiven Proteins 24

      1. Mit C-Polysaccharid 24
      2. Mit CRP-Antiserum vom Kaninchen 24
      3. Andere quantitative Methoden 26

4. Quantitative Bestimmungen mit der Agar-Gel-Diffusionsmethode . . 27
   5. Quantitativer CRP-Nachweis durch die Komplement-Bindungs-Reaktion 27
   6. Die Kapsel-Schwellungs-Reaktion von Löfström 28
   7. Beziehungen des CRP zum Penn-Test und zum APC-Test 29

V. *Experimentelle Untersuchungen zur Stimulation der CRP-Bildung* . . . 31

   1. Tierexperimente 31
   2. Untersuchungen beim Menschen 32
   3. Zeitliche Verhältnisse der CRP-Bildung 33

VI. *Die klinische Bedeutung des C-reaktiven Proteins* 34

   1. Allgemeines 34
   2. Die Bedeutung des CRP bei rheumatischen Erkrankungen 36
   3. Die Bedeutung des CRP beim Myokardinfarkt 39
   4. CRP bei anderen Herzkrankheiten 43
   5. Die Bedeutung des CRP bei Lebererkrankungen 43
   6. Die Bedeutung des CRP bei verschiedenen Erkrankungen 44

VII. *Diskussion und Zusammenfassung* 48

Literaturverzeichnis 53

Sachverzeichnis 66

I. Einleitung und Historisches

Von TILLETT und FRANCIS (1930) wurde im Serum von Kranken mit Pneumokokken-Infektionen eine Präzipitationsreaktion mit dem somatischen C-Polysaccharid von Pneumokokken entdeckt. Diese Reaktion war nur während der akuten Phase der Pneumokokken-Infektion nachweisbar, aber nicht mehr nach deren Abklingen.
 Zeitpunkt von Auftreten und Verschwinden der Präzipitationsreaktion unterschieden diese von vornherein von Antigen-Antikörper-Reaktionen. Nachdem ABERNETHY und AVERY (1941) die Proteinnatur der mit dem C-Polysaccharid reagierenden Substanz entdeckten, wurde diese allgemein C-reaktives Protein (CRP) genannt. ASH hatte schon 1933 beobachtet, daß die Reaktion mit C-Polysaccharid nicht nur im Serum von Patienten mit Pneumokokken-Infektionen nachweisbar ist, sondern auch bei anderen Infektionen, die nicht von Pneumokokken verursacht waren. In der Folgezeit sind diese Beobachtungen von ASH allgemein bestätigt worden, und es gelang, C-reaktives Protein bei einer Vielzahl von verschiedensten Erkrankungen nachzuweisen, die ätiologisch sicher nichts Gemeinsames hatten.
 Bei allen Krankheitszuständen, in denen CRP nachweisbar ist, findet es sich nur in der „akuten Phase". Es gehört damit zusammen mit der Blutzellen-Sedimentation, der Leukozytenvermehrung, der Zunahme der α-2-Globuline und der Serum-Mucoide zu den Reaktanten der akuten Phase. Obwohl der Begriff „akute Phase Serum" der übergeordnete Begriff ist, werden auch heute noch C-reaktives Protein und „akute Phase Protein" synonym gebraucht.
 Sowenig Erkrankungen und bestimmte experimentell erzeugbare Zustände, in denen CRP nachweisbar ist, ätiologisch Gemeinsames haben, so sehr sind sie durch pathogenetische Gemeinsamkeiten verbunden. Die „akute Phase" ist allgemein charakterisiert durch die rasche Reaktion des Organismus auf eine Schädigung. Studiert man deshalb nicht die Schädigung, sondern die Reizantwort, so gelangt man leichter zum Verständnis der Bedingungen, unter denen CRP gebildet wird. Erinnern wir uns, daß einer unbegrenzten Vielfalt der Schädigungsmöglichkeiten, die einen Organismus treffen können, eine überraschende Uniformität und Monotonie in der Reizantwort dieses Organismus zu beobachten ist. Wenn wir deshalb in unserer Betrachtung von der Pathogenese von Krankheitszuständen ausgehen und nicht von der Ätiologie, so gelangen wir eher zum Verständnis der gemeinsamen Bedingungen, die mit der Bildung von CRP einhergehen. Sicher ist das Gemeinsame, das CRP-positive Erkrankungen verbindet, die Entzündung, die im Beginn oder Verlauf dieser Erkrankungen eine bestimmte Rolle spielt.
 Für praktisch-klinische Zwecke des CRP-Nachweises war die Entwicklung eines einfachen Nachweisverfahrens von großer Bedeutung, besonders deshalb, weil sich die Präzipitationsmethode mit dem C-Polysaccharid als nicht empfindlich genug erwies. Voraussetzung dafür war wiederum die Reindarstellung des CRP, die

MacLeod und Avery (1941) gelang. Die Kristallisation des CRP gelang schließlich McCarty (1947). MacLeod und Avery (1941) hatten schon entdeckt, daß das CRP für das Kaninchen ein spezifisches Antigen ist, gegen das es bei Immunisierung ein spezifisches Antiserum bildet. Dieses Antiserum vom Kaninchen hat größte Bedeutung für den CRP-Nachweis in der Praxis erhalten. Die Reaktion mit dem CRP-Antiserum ist eine Antigen-Antikörper-Reaktion, die zu ihrem Ablauf nicht auf Gegenwart von Ca-Ionen angewiesen ist, wie die Reaktion des CRP mit dem C-Polysaccharid. Wenn auch für praktisch klinische Zwecke die Kapillar-Präzipitationsmethode von Anderson und McCarty (1950) ausreicht, die nur semiquantitative Ergebnisse liefert, so sind doch in der Folgezeit eine Reihe genauer quantitativer Nachweisverfahren für CRP entwickelt worden. Alle haben aber den Nachteil, nicht so einfach durchführbar zu sein wie die Kapillar-Präzipitationsmethode. Da genaue quantitative Bestimmungen für die Klinik nicht unbedingt erforderlich sind, selbst wenn sie gelegentlich für die Beurteilung des Krankheitsverlaufes gewisse Vorteile haben, so wird auch heute noch in den meisten Fällen in der Klinik die Kapillar-Präzipitationsmethode angewandt, die bei ihrer Durchführung nicht viel mehr Aufwand erfordert als die Blutzellen-Sedimentation.

Löfström (1939) hatte unabhängig von den amerikanischen Autoren im Blut von Pat. mit verschiedenen bakteriellen Erkrankungen eine Substanz beschrieben, die sich mit der Kapselschwellungs-Reaktion bestimmter Pneumokokken-Stämme nachweisen ließ, aber nicht daran gebunden war, daß Pneumokokken in der Ätiologie dieser Erkrankungen eine Rolle spielten. Er bezeichnete diese Substanz mit „nicht spezifischer Kapsel-Schwellungs-Substanz" und identifizierte sie 1944 mit dem C-reaktiven Protein. Bei Untersuchung von 2000 Pat. mit den verschiedensten Erkrankungen, stellte Hedlund (1947) fest, daß die Kapsel-Schwellungs-Reaktion von Löfström unter den gleichen Bedingungen nachweisbar ist, bei denen CRP nachweisbar wird.

Obgleich umfangreiche Untersuchungen angestellt wurden, ist es noch immer nicht völlig geklärt, zu welcher Eiweißfraktion des Serums das CRP gehört. Das liegt zweifellos daran, daß das CRP auch in gut präzipitierenden Seren nur einen sehr kleinen Anteil am Gesamteiweiß ausmacht, und daß sich auch homogene Proteine bei der Elektrophorese über verschiedene Fraktionen verteilen können, wie besonders mit der Methode der Immunelektrophorese gezeigt werden konnte. Während das CRP beim Aussalzen mit Na- oder Ammonsulfat mit den Albuminen ausfällt, wandert es im Elektrophorese-Diagramm mit β- oder γ-Globulinen oder auch zwischen der β- und γ-Globulinfraktion, abhängig von der angewandten Technik.

Das CRP des Menschen ist ein homogenes Protein, wie Wood (1954) durch Prüfung seiner chemisch-physikalischen Eigenschaften zeigen konnte. Auch als Antigen ist das CRP einheitlich. Viele Untersuchungen, die zunächst dafür sprachen, daß das CRP und das damit erzeugte CRP-Antiserum bei immunologischen Tests Inhomogenitäten erkennen läßt, z. B. mehrere Präzipitationsbänder im Agar-Gel-Milieu, Unterschiede bei Kreuzabsorption, Zugehörigkeit des CRP zu verschiedenen Eiweißfraktionen bei Wanderung im elektrischen Feld, lassen sich auch anders deuten, z. B. als Folge der angewandten Technik. Die große Mehrzahl der Untersuchungsergebnisse spricht dafür, daß das CRP ein einheitliches homogenes Protein ist, das im normalen Serum nicht vorkommt und deshalb immer pathologische Zustände anzeigt. Die

„akute Phase Proteine" verschiedener Säugetiere sind ebenfalls chemisch und immunologisch homogene Proteine, die dem menschlichen CRP sehr ähnlich, wenn auch nicht in allen Fällen völlig identisch sind. So bestehen ohne Zweifel Unterschiede im akute Phase Protein des Menschen und des Kaninchens, aber keine Unterschiede in den akute Phase Proteinen des Menschen und des Esels. Das menschliche CRP hat offenbar immer die gleiche Struktur, auch wenn es von Kranken mit verschiedenen Krankheiten isoliert wurde. Das kristallin hergestellte CRP aus Pleuraergüssen von Hodgkin-Kranken und von Kranken mit Bronchial-Karzinom unterschied sich nach den Untersuchungen von LIBRETTI u. Mitarb. (1957) nicht von dem aus Aszites bei Leberzirrhose hergestellten.

Für die klinische Anwendung ist die Unspezifität des CRP-Nachweises einmal ein Nachteil, denn zur Differentialdiagnose eignet es sich nur in Ausnahmefällen, z. B. bei Herzinfarkt. Aber auch wenn eine koronarspastische Angina pectoris vom Infarkt abgegrenzt werden soll, sind andere Entstehungsursachen des CRP genügend sicher auszuschließen, was nicht immer einfach ist. Ein Vorteil des CRP-Nachweises liegt darin, daß es immer pathologische Bedingungen anzeigt und somit Normalbefunde nicht zu interpretieren sind. Ein weiterer Vorteil ist die Empfindlichkeit der Reaktion, die nach übereinstimmendem Urteil Entzündungsreaktionen schneller anzeigt, als z. B. die Blutzellen-Sedimentation und die auch das Abklingen entzündlicher Reaktionen schneller anzeigt als andere Indikatoren der Entzündung. Damit gewinnt die Bestimmung des CRP auch Bedeutung in der Beurteilung der Therapie. Besonders beim Rheumatismus hat sich die Bestimmung des CRP sowohl in der Beurteilung der Aktivität des Prozesses wie in der Beurteilung der Wirksamkeit einer antirheumatischen Therapie bewährt.

Über die Bedeutung des CRP für den Ablauf von entzündlichen Reaktionen ist nicht viel bekannt. Immerhin fand WOOD (1951), daß das CRP in physiologischer Konzentration die Migration von Leukozyten stimuliert. Diese Eigenschaft würde gut zu einem Entzündungsprotein passen.

Von großem theoretischen Interesse war die Entdeckung des CxRP beim Kaninchen. Da sich dieses CxRP im Prinzip genauso verhält wie das CRP des Menschen, so war ein überall verfügbares Labortier zu experimentellen Untersuchungen vorhanden. Durch Experimente an Kaninchen gelang es, vor allen Dingen aufzuklären, welche Art von Stimulation die Bildung von CRP induziert.

Ohne Zweifel ist die Entdeckung des CRP als „Entzündungsprotein" erst der Beginn einer Entwicklung, die zur Biochemie und Immunologie der Entzündung führt. Es zeigt sich schon jetzt, daß es noch andere Substanzen gibt, die den Ablauf der „akuten Phase" charakterisieren oder bestimmen und die zweifellos auch bestimmte pathophysiologische Bedeutungen für die Entzündungsreaktionen selbst haben. Von amerikanischen Autoren ist in der letzten Zeit den Mucoproteiden oder Serum-Mucoiden besondere Aufmerksamkeit geschenkt worden. Es ist sehr gut möglich, daß das CRP nicht deshalb als erstes Entzündungsprotein entdeckt wurde, weil es für die Entzündung die größte Bedeutung hat, sondern deshalb, weil es sich am einfachsten nachweisen läßt und daß es andere Entzündungssubstanzen gibt, die, obgleich schwerer nachweisbar, einfacher in ihren Funktionen bei der Entzündung zu übersehen sind.

II. Biochemie des C-reaktiven Proteins

1. Darstellung und chemische Eigenschaften

Der Eiweißcharakter des CRP ist von ABERNETHY und AVERY (1941) zuerst nachgewiesen worden. Verdünnte CRP-haltige Sera verlieren ihre Präzipitationsfähigkeit mit dem C-Polysaccharid, wenn sie länger als 30 Min. auf über 56° erhitzt werden. Erwärmen unter 56 und bis 56° verändert die Aktivität der Seren nicht. Da viele Eiweißkörper bei entsprechenden Temperaturen ihre spezifischen Eigenschaften einbüßen, spricht diese Beobachtung für die Eiweißnatur des CRP. Beim Aussalzen mit Ammon- bzw. Na-Sulfat verhält sich das CRP wie ein Albumin, aber im Gegensatz zu den normalen Albuminen ist es unlöslich in Wasser, das Ca-Ionen enthält (2).

Die ersten Versuche der Reindarstellung wurden von McLEOD und AVERY (1941) (133), gemacht. Die einfachste Möglichkeit der Trennung des CRP-C-Polysaccharid-Präzipitates ist mittels Entzug der Ca-Ionen leicht. Es war aber zunächst schwierig, das C-Polysaccharid zu entfernen, ohne das CRP zu denaturieren. Da eine Präzipitation von C-Polysaccharid mit CRP nur in Gegenwart von Ca-Ionen stattfindet (245) wurde versucht, das CRP mittels Ca-Ionen im Überschuß zu fällen. Dabei fallen aber mit dem CRP noch andere Proteine aus, so daß sich weder die Methode der Trennung des CRP-C-Polysaccharid-Präzipitates, noch die der Fällung mit Ca-Ionen im Überschuß bewährte.

Das CRP fällt, wie die Albumine, bei der Aussalzung mit Na- oder Ammonsulfat bei 50–75% Sättigung aus. Na-Sulfat ist deshalb besser geeignet, weil das CRP damit weniger denaturiert wird als mit dem stärker sauren Ammonsulfat. Besonders bei längerer Dialyse ist die stärkere Acidität des Ammonsulfates nachteilig. Die Verwendung von Na-Sulfat verhindert die Denaturierung des CRP. Bei Dialyse gegen destilliertes Wasser wird das CRP nur zum Teil präzipitiert und läßt sich infolgedessen nicht von anderen Albuminen trennen. Bei Verwendung von Brunnenwasser zur Dialyse gelingt die Trennung des CRP von anderen Albuminen deshalb besser, weil das Brunnenwasser Ca-Ionen in geringen Mengen enthält. Durch seine Eigenschaft, in Brunnenwasser unlöslich zu sein, ist es möglich, das CRP von den übrigen Albuminen zu trennen. Nach der Dialyse gegen Brunnenwasser kann das präzipitierte CRP in physiologischer NaCl-Lösung bei alkalischer Reaktion erneut gelöst werden und dann die Brunnenwasser-Dialyse wiederholt werden. So gelangt man zu einem weitgehend reinen CRP, dessen Reaktionsfähigkeit mit dem C-Polysaccharid voll erhalten bleibt. Die Eigenschaft der Unlöslichkeit des CRP in Brunnenwasser beruht zum Teil auf einer Assoziierung von Lipoiden mit dem CRP. Diese können vor der Fällung des CRP mit einem Alkohol-Äther-Gemisch in der Kälte extrahiert werden, ohne daß dadurch die Präzipitationsfähigkeit des CRP mit dem C-Polysaccharid eingeschränkt wird. Nach der Vorbehandlung mit Alkohol-Äther in der Kälte ist das CRP des Serums noch immer quantitativ durch Na-Sulfat bei 50–75% Sättigung fällbar. Nach der Alkohol-Äther-Extraktion bleibt das CRP bei Brunnenwasserdialyse löslich und ist auch nicht mit Ca-Ionen fällbar. Die Löslichkeit des CRP ist danach durch eine enge Bindung an Lipoide und durch die Affinität des Lipo-Protein-Komplexes zu den Ca-Ionen bestimmt. Obgleich die Lipoide die Löslichkeit des CRP wesentlich beeinflussen, haben sie mit dem immunologischen Verhalten des CRP nichts zu tun. Wahrscheinlich enthalten diese Lipoide Phosphor (11). Verwendet man zur Immunisierung von Kaninchen ein lipoidhaltiges CRP, so präzipitiert das so gewonnene Antiserum auch mit normalen Proteinen. Das bedeutet, daß die durch Alkohol-Äther extrahierbare Lipoidkomponente kein Bestandteil des CRP ist. Entfernung der Lipoide durch Vorbehandlung eines CRP-haltigen Serums mit Alkohol-Äther in der Kälte ändert die Präzipitierbarkeit dieses Serums mit C-Polysaccharid nicht.

Später gingen MacLeod und Avery (134) bei der Reindarstellung des CRP doch vom CRP-C-Polysaccharid-Präzipitat aus. C-Polysaccharid ist das in den Körpern aller Pneumokokkenstämme enthaltene Polysaccharid, das nach den Angaben von Tillett u. M. (226) und von Heidelberger und Kendall (96) bzw. Alberty und Heidelberger (8) hergestellt wird. Es wird dem vorher durch ein Berkefeld-Filter gereinigten Serum in der Konzentration 1 : 20000 zugesetzt. Nach 2 stündiger Inkubation bei 37° bleibt das Serum über Nacht im Kühlschrank. Danach wird das Präzipitat durch Zentrifugieren gewonnen und mehrfach mit großen Mengen M/20 $CaCl_2$-Lösung gewaschen, um fremde Proteine zu entfernen. Die Trennung des CRP-C-Polysaccharid Präzipitates erfolgt durch tropfenweises Zugeben von n/10 NaOH bei einem p_H von annähernd 8,5 wahrscheinlich durch Entzug von Ca-Ionen. Unlösliche Substanzen werden erneut durch Zentrifugieren entfernt und die klare Flüssigkeit mit n/10 HCl behandelt. Nach Neutralisierung fällt das CRP aus. Das Präzipitat wird durch Zentrifugieren gewonnen und die gleiche Prozedur wiederholt. Das schließlich gewonnene Protein wird nach seinem Stickstoffgehalt standardisiert und zur Immunisierung von Kaninchen verwandt. Die Kaninchen erhalten an 5–6 aufeinander folgenden Tagen 1 ml gereinigtes CRP mit einem Gehalt von 1,5 mg Protein/ml und werden 7 Tage nach der letzten Injektion entblutet. Das so gewonnene CRP-Antiserum von Kaninchen reagiert spezifisch mit dem CRP von Mensch und Esel. Die CRP-Reaktion mit dem Antiserum von Kaninchen ist sehr empfindlich und erlaubt CRP-Mengen festzustellen, die keine sichtbare Präzipitation mit dem C-Polysaccharid geben.

Die Kristallisation des CRP gelang McCarty (1947) (139). Er ging dabei nicht vom CRP aus, das im Serum von Pat. mit Pneumonien enthalten war, sondern gewann es aus serösen Ergüssen der Bauch- und Brusthöhle. Es ist hier in größeren Mengen als im Serum vorhanden und enthält offenbar keine eng assoziierte Lipoidkomponente, denn es fällt bei Dialyse gegen Brunnenwasser nicht aus und ist nicht mit Ca-Ionen fällbar. Vermutlich war die Kristallisation nur durch die Wahl von serösen Ergüssen als Ausgangsmaterial möglich, obgleich sich später herausstellte, daß auch in serösen Ergüssen eine Lipoidkomponente am CRP assoziiert sein kann (245). Nach Aussalzen der Albuminfraktion und Dialyse mit Brunnenwasser, bei der in diesem Falle das CRP nicht präzipitierte, wird das bei der Albuminfraktion befindliche CRP mit C-Polysaccharid präzipitiert. Das Präzipitat wird 3mal mit physiologischer NaCl-Lösung gewaschen, die 0,01% $CaCl_2$ enthält, dann in physiologischer NaCl-Lösung suspendiert und das Präzipitat durch tropfenweises Zufügen von gesättigter Na-Citratlösung erneut gelöst. Unlösliche Rückstände werden abzentrifugiert. Die Kristallisation geschieht nach mehrfachem Zufügen gesättigter Na-Citratlösungen und nach mehrtägigem Stehen bei 37°. Zunächst bilden sich nadelförmige Kristalle. Erneute Lösung und Rekristallisation führt zur Bildung gleichförmiger rhombischer Kristalle (Abb. 1).

Das kristalline CRP hat eine sehr geringe Löslichkeit in Abwesenheit von Salzen und kann mit destilliertem Wasser fast quantitativ präzipitiert werden. Auch durch Kälte ist das CRP fällbar. Der Stickstoffgehalt des CRP beträgt 14,66%. Der isoelektrische Punkt des CRP liegt bei p_H 4,82. Die Sedimentationskonstante für CRP ist $S_{20} = 7,5$ (175). Das kristalline CRP enthält keinen Phosphor. Das bedeutet, daß es kein Polysaccharid mehr enthalten kann, denn C-Polysaccharid enthält 5,21% Phosphor. Ferner beweist das Fehlen von Phosphor im kristallisierten CRP, daß bei dem hier gewählten Ausgangsmaterial (seröse Ergüsse) CRP nicht – wie im Serum – mit Phosphorlipoiden assoziiert vorhanden war.

Kristallisation und Rekristallisation liefert ein homogenes CRP, das sich zur Immunisierung von Kaninchen eignet. Das mit kristallisiertem CRP erzeugte Antiserum vom Kaninchen reagiert nicht nennenswert mit normalen Serumproteinen. Obgleich McCarty (139) die Kristallisation des CRP sehr wahrscheinlich deshalb gelang, weil er als Ausgangsmaterial Exsudate wählte, in denen das CRP nicht an Lipoide assoziiert war, stellten Wood u. M. (1954) (245) fest, daß es Exsudate der Pleura und der Bauchhöhle gibt, in denen das CRP doch an Lipoide assoziiert ist. Im Einzelfall verhalten sich die Exsudate sehr verschieden. Es gibt solche, bei denen das darin enthaltene CRP nicht mit Ca-Ionen präzipitiert und solche, bei denen eine mehr oder weniger starke Präzipitation mit Ca-Ionen erfolgt, je nach Lipoidgehalt des CRP. Es ist deshalb am einfachsten, die Lipoide in der Na-Citratlösung des CRP mit der gleichen Menge Chloroform oder eines Alkohol-Äther-Gemisches in der Kälte auszuschütteln und diese Chloroform- bzw. Alkohol-Äther-Behandlung einmal zu wiederholen. Bei diesem Vorgehen gelingt die Kristallisation auch bei CRP, das im Ausgangsmaterial an Lipoide assoziiert vorliegt.

2. Elektrophoretische Untersuchungen über die Zugehörigkeit des CRP zu einer bestimmten Eiweißfraktion des Serums

Die Lokalisation des CRP im Elektrophoresediagramm ist wegen des geringen Anteils dieses pathologischen Proteins selbst in stark präzipitierenden Seren schwierig. Es unterscheidet sich sicher von dem Pneumokokken-Antikörper, der bei Immunisierung von Kaninchen und Pferden gebildet wird, ein γ-Globulin ist und der auch mit dem C-Polysaccharid – allerdings in der Kälte und sehr langsam – reagiert (94 u. 227). Das CRP fällt, wie schon gesagt, bei Aussalzung mit Na- oder Ammonsulfat mit den Albuminen aus. Perlman u. M. (169) untersuchten CRP-haltige Sera

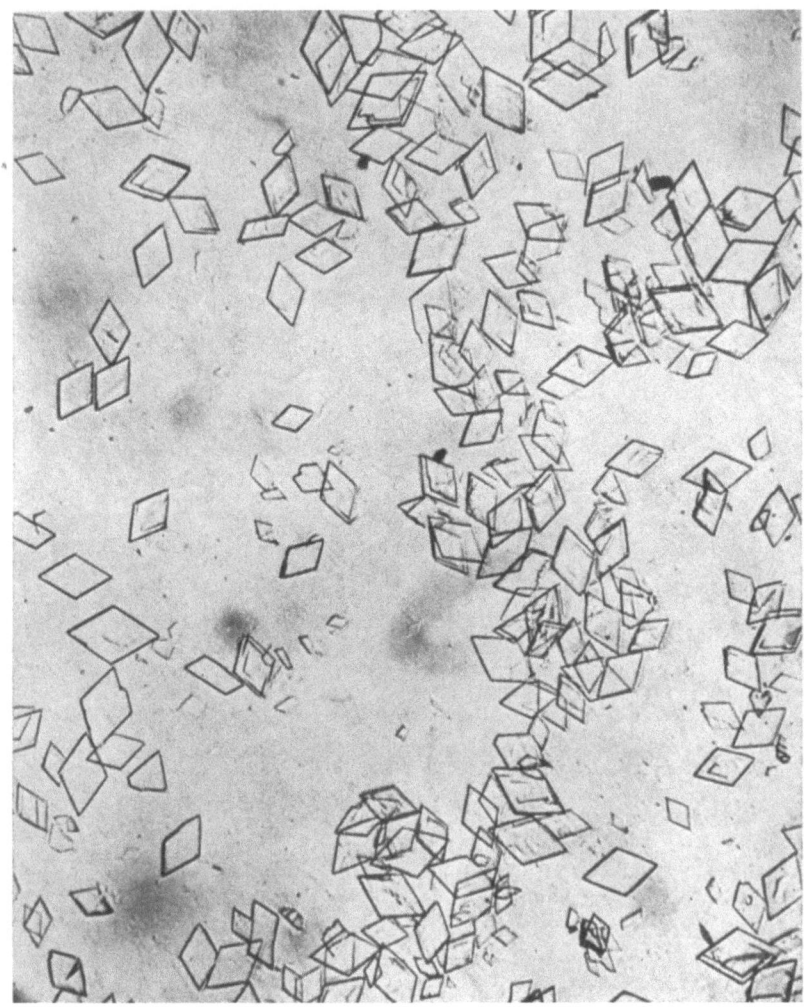

Abb. 1. Kristalle von C-reaktivem Protein [aus McCarty (139)]

vor und nach Absorption mit C-Polysaccharid mit der Elektrophorese und fanden keinen signifikanten Unterschied. Setzt man CRP, das nach MacLeod und Avery (133) rein dargestellt wurde, einen Normal-Serum zu, so wandert das CRP mit der α-Globulinfraktion. Die Untersuchungen von Perlman u. M. (169) zeigen, daß das CRP ein neu gebildetes Protein ist, während der Pneumokokken-Ak sich wie ein reorientiertes normales γ-Globulin verhält. Diese Beobachtungen wurden von Wood u. M. (245) bestätigt. Auch sie fanden keine signifikanten Unterschiede vor und nach

Absorption mit C-Polysaccharid bei der Elektrophorese. Das ist zu erwarten, denn Sera mit maximaler Präzipitationsfähigkeit enthalten nur 0,165 mg CRP/ml (68), eine Menge, die sich bei der Elektrophorese nicht zeigen muß. CRP, das den Lipoidanteil enthält, einem Normalserum zugesetzt (es kann aus CRP-haltigem Serum oder Exsudat gewonnen sein), wandert wie ein β-Globulin (Abb. 2), was nicht

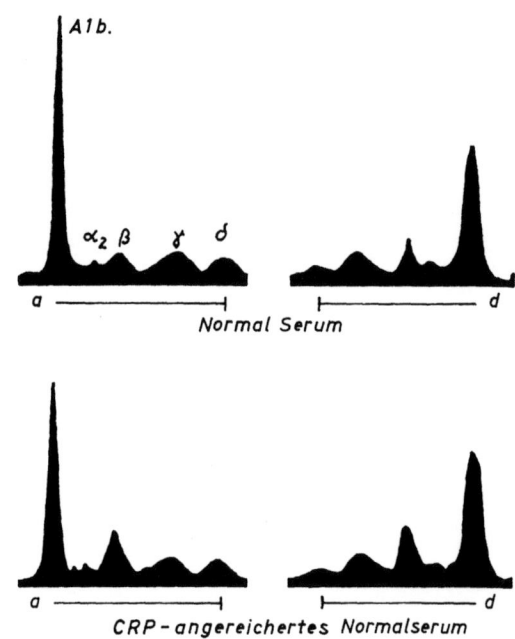

Abb. 2. Elektrophoresediagramme eines Normalserums vor und nach Zufügen eines gereinigten lipoidgebundenen C-reaktiven Proteins. Die Elektrophorese wurde in Phosphat-Citrat-Puffer bei pH 7,45 durchgeführt. Das obere Bild zeigt das Normalserum, das untere das gleiche Serum nach Zufügen des C-reaktiven Proteins, nach Wood u. M. (245)

gegen eine γ-Globulin-Natur des CRP zu sprechen braucht, da $S = 7,5$ (siehe weiter unten). Bei Elektrophorese im Stärke-Milieu wandert das CRP im Versuch von Wood u. Mitarb. (245) mit den schnellen γ-Globulinen (Abb. 3). Dieses Verhalten war unabhängig davon, ob kristallines CRP allein oder nach Zugabe zu einem Normalserum unter den Bedingungen der Stärkeelektrophorese geprüft wurde. Die unterschiedliche Wanderungsgeschwindigkeit des CRP wird nicht auf eine verschiedene Bindung des CRP zurückgeführt, sondern ist vermutlich eine Folge der verschiedenen Meßtechnik (245). (Die Folin-Ciocalteu-Technik bei Auswertung der Stärke-Elektrophorese zeigt in der Regel eine geringere Beweglichkeit als die optische Technik der Auswertung freier elektrophoretischer Befunde.) Die Langzeitelektrophorese zeigt ebenso wie die Analyse in der Ultrazentrifuge, daß

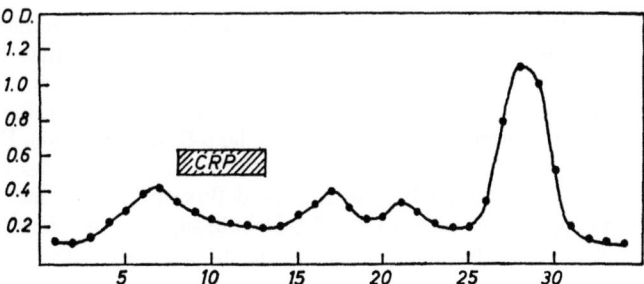

Abb. 3. Stärke-Elektrophoresediagramm eines akute Phase-Serums in Phosphat-Citrat-Puffer bei pH 7,7. Die Kurve zeigt den Proteingehalt der Eluate, bestimmt mit der Folin-Ciocalteu-Technik. Das C-reaktive Protein war serologisch zwischen den Eluaten 8 und 13 nachweisbar, nach Wood u. M. (245)

das kristalline CRP ein homogenes Eiweiß ist, Wood (245). Da das CRP beim Aussalzen zwischen 50–75% Sättigung mit Ammon- bzw. Na-Sulfat ausfällt, dürfte es kein γ-Globulin sein (139). Hedlund und Brattsten (91) fanden, daß angereichertes CRP in fortlaufender freier Elektrophorese mit den γ-Globulinen wandert. Sie führen den Unterschied ihrer Ergebnisse zu denen von Wood u. M. (245) auf p_H- Differenzen zurück. Der isoelektrische Punkt des γ-Globulins liegt bei 7,3, der des CRP bei 4,8. Wenn deshalb beide Proteine bei pH 8,6 mit der gleichen Geschwindigkeit wandern, so kann es sein, daß bei pH 7,5 bis 8,0 das mehr saure CRP schneller wandert als die γ-Globuline. Mit kontinuierlich fließender Papierelektrophorese lokalisierten Roantree u. M. (183), Bustamente u. Mitarb. (31 u. 32) das CRP in der γ-Globulinfraktion. Hansen u. M. (82) fanden den Hauptanteil des CRP in der β-Globulin-Fraktion, Teile in der γ-Fraktion. Gegen die Zugehörigkeit des CRP zu den γ-Globulinen sprechen die klinischen Beobachtungen von Fällen, die bei Agammaglobulinämie in der Lage, waren CRP zu bilden (164) und die Ergebnisse von Good (74).

Bei Anwendung der Immunelektrophorese nach Grabar (76) konnten Cleve und Hartmann (45) das CRP nicht im Eiweißspektrum lokalisieren, vermuten es aber in der β-Globulinfraktion. Nishimura (160) fand drei Komponenten, eine zwischen γ- und β-, zwei in der α-1-Globulinfraktion. Im Zellulosemedium auf vertikaler Säule fanden Philipson und Tveteras (168) das CRP ebenfalls zwischen den β- und γ-Globulinen. Gautier u. Mitarb. (68) lokalisierten das CRP zwischen α-2- und β-Globulinen. Libretti u. M. (125) verwandten zur Immunisierung ihrer Kaninchen kristallines CRP und fanden bei der Präzipitation des Antiserums mit CRP drei Präzipitationsbänder im Agarmilieu, so daß die Annahme naheliegt, daß auch das kristalline CRP kein einheitliches Antigen und damit kein einheitliches Protein ist. In einer späteren Untersuchung fanden Libretti u. Mitarb. (126) aber keine immunologischen Differenzen bei CRP, das von Pat. mit verschiedenen Erkrankungen gewonnen wurde. Sie führen die Unterschiede ihrer Befunde auf die verschiedene Technik zurück. In der ersten Untersuchung war mit Präzipitation im Agarmilieu gearbeitet worden, in der zweiten mit der empfindlicheren Komplement-Bindungs-

Reaktion, die den CRP-Nachweis in geringeren Mengen erlaubt. Schon vorher hatten andere Untersucher die Befunde von LIBRETTI u. M. (125) nicht bestätigen können. GAUTIER und SCHEIDEGGER (68) vermuteten, daß das Antiserum gegen CRP, das LIBRETTI u. M. verwandten, doch Ak gegen normale Proteine enthielt. Sie fanden mit der Immunelektrophorese das CRP eindeutig in der β-Globulinfraktion. Differenzen des p_H können die Unterschiede in der Wandergeschwindigkeit des CRP im elektrischen Feld nicht allein erklären, so z. B. fand BURTIN (33) mit der Immunelektrophorese bei p_H 8,2 das CRP bei den β-1-Globulinen, ZACH und ZIMMERMANN (252) mit der gleichen Methode und bei gleichem p_H das CRP aber bei den γ-Globulinen.

Sicher sind die elektrophoretischen Untersuchungen über die Zugehörigkeit des CRP deshalb so unterschiedlich, weil der Anteil des CRP auch in gut präzipitierenden Seren sehr klein ist und nur etwa $2^0/_{00}$ der Gesamtproteine des Serums ausmacht. Dafür, daß das CRP ein homogenes Protein ist, sprechen vor allem die Untersuchungen von WOOD u. Mitarb. (245), die kristallines CRP mit Langzeitelektrophorese und in der Ultrazentrifuge untersuchten. BURTIN (33) hält es für möglich, daß die verschiedenen Präzipitationsbänder, die LIBRETTI u. Mitarb. (125) im Agarmilieu erhielten, auf einer unspezifischen Dissoziation des Präzipitates beruhen, wie es bei Überschuß von Antikörpern oder Antigen (Ag) erfolgen kann. Tatsächlich war bei ihren ersten Untersuchungen einmal ein Ak, das andere Mal ein Ag-Überschuß vorhanden. RAPPORT und GRAF (177) fanden bei Ak-Überschuß ebenfalls Präzipitationsbänder, die denen von LIBRETTI u. Mitarb. (125) ähnlich waren. Es gab danach keinen Grund, die Einheitlichkeit und Homogenität des CRP anzuzweifeln, und doch blieb eine Unsicherheit über die Serumeiweißfraktion, der das CRP angehört.

Mit der Elektrophorese allein läßt sich das CRP nicht sicher in einer bestimmten Eiweißfraktion des Serums lokalisieren. Das liegt einmal an dem geringen Anteil desselben am Gesamteiweißgehalt und zum anderen daran, daß bei gleicher elektrophoretischer Wanderungsgeschwindigkeit, noch immunologische qualitative Unterschiede bestehen können, die erst mit der Immunelektrophorese erkennbar werden, GRABAR (76). Letztere setzt aber ihrerseits voraus, daß zur Herstellung der zur Immunelektrophorese benutzten Immunsera (vom Kaninchen) möglichst einheitliches reines Antigen benutzt wird. Unter diesen Voraussetzungen hat sich herausgestellt, daß der immunologisch zum γ-Globulin (mit $S = 7$) gehörige elektrophoretische Bereich bis zum α-2-Globulin reicht, so daß also auch im Bereich von α-2, β-1 und β-2 befindliche Globuline immunologisch als γ-Globuline vorhanden sein können. Wie H. E. SCHULTZE u. Mitarb. (198) zeigen konnten, treten neben der Haupt-γ-Globulin-Präzipitatlinie, die bis in den α-2-Bereich geht, zwei schwächere Präzipitatlinien im Gebiet der γ-1- oder β-2-Globuline auf, welche den hochmolekularen γ-1-M-oder α-2-M-Globulinen (84, 152, 196, 235) und den β-2-A-Globulinen (97, 136) zugeschrieben wurden. Sie haben spezifische Immunkörperaktivität (200) und gehören zum Komplex der γ-Globuline mit $S = 7$.

Auf Grund ihres immunelektrophoretischen Verhaltens gehören auch die pathologischen Myelomglobuline verschiedener Wanderungsgeschwindigkeiten (γ-1-, γ-2-, β- und α-2-Myelome) zur Hauptfraktion der γ-Globuline mit $S = 7$ (77, 115, 131, 136, 201). Die α-2-Globuline sind nach HEREMANS (97, 98) veränderte β-2-A-Globuline.

Die oben erwähnten hochmolekularen γ-Globulin-Komponenten (γ-1-M oder β-2-M mit S = > 10), die normalerweise sehr gering vorhanden sind, treten bei WALDENSTRÖMscher Makroglobulinämie vermehrt auf (34, 46, 197). Im Serum gewisser Pat. konnten SCHULTZE u. Mitarb. (198) mittels z. B. eines Immun-Antihuman-Serums vom Pferd, das durch Absorption mit γ-Globulin aus Erwachsenenserum aller normal vorhandenen γ-Antikörperglobuline beraubt war, ein γ-X-Globulin nachweisen. Dieses γ-X-Globulin konnte in nicht spezifischer Weise im Serum von Pat. mit entzündlichen Erkrankungen und mit Tumoren nachgewiesen werden, besonders häufig bei Fällen von Amöbenhepatitis, bei denen SCHULTZE (198) es auch im Eiter fand. Außerdem fand man es bei akutem und chronischem Rheumatismus sowie bei Schwangeren und Kreißenden. Aber bei den genannten Zuständen fand sich das γ-X-Globulin nicht regelmäßig. Seine Anwesenheit war also nicht nur nicht krankheitsspezifisch, sondern auch allgemein nur für „akute Phase Zustände" charakteristisch und daher dem CRP ähnlich.

Weitere Untersuchungen über die Beziehungen zwischen γ-X-Globulin und dem CRP ergaben, daß keine Identität besteht, aber doch eine gewisse immunologische Verwandtschaft. Dafür konnten SCHULTZE u. Mitarb. (198) u. a. die Beobachtung anführen, daß auch bei Verwendung eines spezifischen CRP-Antiserums (anstelle eines mit $^1/_6$ seines Volumens an 16%igem γ-Globulin erschöpften Antihuman-Serums vom Pferd), bei der Immunelektrophorese an der für γ-X-Globulin charakteristischen Stelle ein Immunpräzipitat auftrat.

Vergleicht man die Ergebnisse immunelektrophoretischen Nachweises von CRP mittels spezifischer Antisera von verschiedenen Autoren miteinander (32, 33, 68, 80, 153, 170, 237, 252), so stellt sich heraus, daß das CRP-Präzipitat sich nicht immer an der gleichen Stelle befindet, sondern über den ganzen α-2- und β-Bereich streut. SCHULTZE u. M. (198) konnten eine ähnliche Streuung auch bei dem γ-X-Globulin beobachten.

SCHULTZE (199) wie auch HEIDE, HAUPT und SCHMIDTBERGER (99) hatten Schwankungen der elektrophoretischen Wanderungsgeschwindigkeit auch bei normal vorkommenden γ-Globulinen beobachtet, und SCHULTZE (198) vermutet als Ursache einen wechselnden Gehalt an endständigen Neuraminsäureestern der menschlichen γ-Globuline. Dazu kommt die Neigung dieser in akuten Phasen auftretenden Proteine, je nach Ursache ihrer Entstehung verschiedene Bindungen an Polysaccharide (Muco-Glyco-Proteide) einzugehen. Auch unter klinisch normalem Zustand z. B. bei Blutspendern kommen nach KNIGHTS u. M. (111, 112) Sera mit nachweisbarem Gehalt an CPR vor. Daher können bei der Gewinnung von Antihuman-Seren von Großtieren die Immunseren auch Anti-CRP-Antikörper enthalten.

Kurz zusammengefaßt ist das CRP ein pathologisches Protein, das im Allgemeinen in normalen Seren nicht vorkommt. Das Erscheinen nach einer bestimmten Latenzzeit spricht dafür, daß es nicht präformiert im Organismus vorhanden ist, sondern daß es von bestimmten Zellen gebildet wird, wahrscheinlich von wenig radiosensiblen Zellen des retikuloendothelialen Systems. Während die Eiweißnatur des CRP gesichert ist, ist seine Lokalisation im Eiweißspektrum des Serums je nach angewandter Untersuchungsmethode verschieden. Beim Aussalzen mit Na- oder Ammonsulfat fällt es mit den Albuminen aus. Auch nach dem Stickstoffgehalt, der 14,66% beträgt und nach dem isoelektrischen Punkt, der bei p$_H$ 4,82 liegt, ist es ein Albumin. Nach elektrophoretischen Untersuchungen gehört es entweder zu den β- oder γ-Globulinen. Die Ergebnisse sind nicht übereinstimmend, wahrscheinlich infolge des geringen Gehaltes von CRP in selbst gut präzipitierenden Seren. Auch bei immunelektrophoretischen Untersuchungen befindet sich das CRP-Präzipitat nicht immer an der gleichen Stelle, so daß auch mit dieser Methode eine eindeutige Lokalisation des CRP nicht möglich war. Eine ähnliche Streuung konnte SCHULTZE (198) auch bei dem γ-X-Globulin beobachten, das dem CRP verwandt ist. Nach der Sedimentationskonstante ist das CRP ein γ-Globulin mit S = 7,5.

Alle Untersuchungen sprechen dafür, daß das CRP ein homogenes Protein ist, gleich, ob es aus Exsudaten verschiedener Erkrankungen oder aus Seren gewonnen wurde. Anfänglich widersprechende Ergebnisse haben methodische Gründe. Im Serum ist das CRP immer an Lipoide assoziiert, in Exsudaten kann die Lipoidkomponente fehlen. Sie beeinflußt zwar die Löslichkeit des CRP, nicht aber seine immunologischen Eigenschaften. Die Lipoidkomponente läßt sich durch Vorbehandlung des Ausgangsmaterials mit Chloroform oder Alkohol-Äther in der Kälte entfernen. Hochgereinigtes CRP läßt sich kristallisieren.

3. Das CxRP des Kaninchens

Das akute Phase-Serum des Esels enthält ebenfalls CRP, denn es reagiert genauso wie das des Menschen mit dem C-Polysaccharid der Pneumokokken-Körper. Nicht so das des Kaninchens. LÖFSTRÖM (128, 129, 130) fand allerdings, daß das akute Phase Serum des Kaninchens mit der Kapsel-Schwellungs-Reaktion (KSR) bestimmter Pneumokokkenstämme, die ebenfalls auf der Anwesenheit von CRP im akute Phase Serum beruht, nachweisbar ist (128). Die Verhältnisse wurden dadurch aufgeklärt, daß ANDERSON und MCCARTY (7) entdeckten, daß das CRP-haltige akute Phase Serum des Kaninchens mit einer dem C-Polysaccharid sehr ähnlichen Substanz, dem Cx-Polysaccharid – ebenfalls ein somatisches Polysaccharid von Pneumokokken – reagiert. Daher hat das CxRP des Kaninchens seinen Namen in Analogie zum CRP des Menschen. Die Herstellung von C- und von Cx-Polysaccharid unterscheidet sich nur gering (7), und das C-Polysaccharid ist ein Degradationsprodukt des Cx-Polysaccharids. Das Cx-Polysaccharid reagiert genau wie das C-Polysaccharid mit menschlichem CRP in Form der Präzipitation. Das C-Polysaccharid reagiert aber nicht mit dem akute Phase Protein (CxRP) des Kaninchens.

Das CxRP kann auf ähnliche Weise kristallisiert werden wie das menschliche CRP. Nur muß das Serum der vorher mit Pneumokokken Typ I infizierten Tiere zuvor mit Alkohol-Äther entfettet werden. Die Technik ist von ANDERSON und MCCARTY (7) beschrieben. Sicher ist das CxRP vom Kaninchen nicht völlig mit dem CRP des Menschen identisch, denn es kristallisiert nicht in rhombischen Kristallen (Abb. 1), sondern in Form feiner Nadeln. LÖFSTRÖM (128, 129, 130) fand, daß das menschliche CRP mit anderen Pneumokokken-Stämmen nachgewiesen werden muß als das vom Kaninchen, wenn man seine Kapsel-Schwellungs-Reaktion anwendet. Der Unterschied kann aber wohl nicht allein auf der Verschiedenheit der Polysaccharide beruhen, denn das C-Polysaccharid, das mit menschlichem CRP reagiert, ist ein Degradationsprodukt des Cx-Polysaccharids, das im Verlauf des Extraktionsprozesses entsteht.

Obgleich gewisse Artunterschiede bestehen, ist das CxRP des Kaninchens doch dem CRP des Menschen ähnlich, denn es entsteht als pathologisches Protein in akuten Krankheitsphasen des Kaninchens und kommt im normalen Zustand nicht vor. Es bildet sich innerhalb von etwa 18 Std. nicht nur nach Infektionen mit Pneumokokken, sondern auch nach Injektionen von Streptokokken- oder Typhussuspensionen und scheint konstant eine Lipoidkomponente zu haben. Ca-Ionen sind daher zur Präzipitation von Cx-Polysaccharid-CxRP notwendig. Das CxRP ist ein Antigen z. B. für das Huhn, und man kann von diesem ein Antiserum gewinnen. WOOD (240) fand, daß Kaninchen, die mit CRP oder Humanglobulin immunisiert wurden, einen um so höheren CxRP-Gehalt im Serum haben, je höher später der Antihumanglobulin-Ak oder der Anti-CRP-Ak ansteigt. Diese Beobachtung läßt daran denken, daß das CxRP doch ein Protein ist, das den Ak-Globulinen sehr nahe steht. Dagegen spricht aber die ebenfalls von WOOD (240) gemachte Beobachtung, daß Adjuvantien allein, z. B. die Salbengrundlage Aquaphor oder Mineralöl die Bildung von CxRP hervorrufen können. Obgleich der CxRP-Titer höher ist, wenn den Adjuvantien abgetötete Tuberkelbakterien zugefügt werden, so ist es doch sehr bemerkenswert, daß auch Substanzen, die selbst keine antigenen Wirkungen entfalten, die Bildung von CxRP hervorrufen können. Das spricht sehr dagegen, daß das CRP ein den Ak-Globulinen ähnliches Protein ist.

Alle Substanzen, die die Bildung von CRP oder CxRP hervorrufen, haben als gemeinsame Eigenschaft die Möglichkeit bei Mensch und Tier Entzündungsreaktionen hervorzurufen. Sowohl das CRP wie auch das CxRP sind danach „Entzündungsproteine". Von den Ak-Globulinen unterscheiden sie sich:

1. durch die fehlende Spezifität der Krankheitsursache gegenüber,
2. dadurch, daß Ca-Ionen zur Reaktion mit ihrem „Antigen" – dem C-Polysaccharid – notwendig sind,
3. durch die Aussalzbarkeit mit der Albuminfraktion, bzw. durch die Wandergeschwindigkeit im elektrischen Feld wie β-Globuline,
4. durch das Auftreten in der akuten Phase von Erkrankungen,
5. durch die Möglichkeit, auch durch selbst nicht antigene Adjuvantien gebildet zu werden,
6. dadurch, daß es nicht diaplazentar übertragen wird,
7. dadurch, daß es schon von sehr jungen Säuglingen gebildet werden kann, die noch nicht die Fähigkeit der Ak-Bildung erworben haben (188).

4. Bildungsort des C-reaktiven Proteins

Die Entdeckung, daß ein überall verfügbares Labortier wie das Kaninchen eine Substanz bildet, die dem menschlichen CRP sehr ähnlich ist, hat Untersuchungen über den Bildungsort des CRP ermöglicht. Nachdem MONTELLA u. WOOD (154) beobachtet hatten, daß Kaninchen, die zuvor über eine Reihe von Tagen mit Thorotrast (41 ml) behandelt wurden, eine sehr viel kleinere Hautreaktion bei Injektion von CxRP zeigten, untersuchten sie die Bildung von CxRP nach Thorotrastgabe systematisch. Vom Thorotrast ist bekannt, daß es das retikulo-endotheliale-System blockiert. Indische Tusche und Trypan-Blau, die ebenfalls das RES blockieren, wurden zu diesen Untersuchungen deshalb nicht verwandt, weil sie – noch stärker als Thorotrast – selbst die Bildung von CxRP hervorrufen und damit auch zu den nicht antigenen Stimulatoren des CxRP gehören. Zwar verursacht auch die Injektion von Thorotrast die Bildung von CxRP, aber bei Wiederholung der Thorotrast-Injektion wird die CxRP-Bildung immer kleiner und hört schließlich ganz auf (Abb. 4). Thoro-

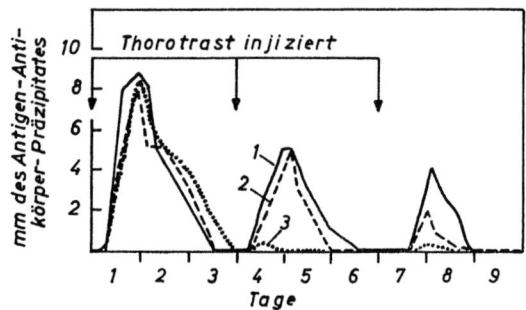

Abb. 4. Die Präzipitationsreaktion zwischen CxRP und CxRP-Antiserum nach wiederholten Thorotrast-Injektionen bei 3 Kaninchen, nach MONTELLA und WOOD (154)

trast behandelte Kaninchen reagieren nicht oder kaum mit der Bildung von CxRP, wenn sie intradermal mit Pneumokokken Typ I infiziert werden. Auch die sonst stets beobachtete CxRP-Bildung nach CxRP-Injektion mit Adjuvantien, wird nach Thorotrastblockade abgeschwächt oder aufgehoben (154). Diese Untersuchungen sprechen dafür, daß das CRP bei lokalen Entzündungsprozessen eine Rolle spielt und daß das CRP im retikulo-endothelialen System gebildet wird. Allerdings kann ein direkt toxischer Effekt des Thoratrast nicht ausgeschlossen werden, denn ein Teil der Kaninchen stirbt nach der ersten Thorotrast-Injektion.

HEDLUND (90 u. 92) kommt zu ähnlichen Schlüssen betreffs des Bildungsortes des CRP wie WOOD und MONTELLA (146). Er hatte nach Mangan-Salz-Injektionen beim Kaninchen beobachtet, daß die CxRP-Titer bei Wiederholungen der Injektionen immer niedriger wurden. Die Behandlung mit Mangan-Salzen hat damit ähnliche Effekte wie die mit Thorotrast. Es ist sehr gut möglich, daß auch Mangansalz-Injektionen zur einer RES-Blockade führen, dadurch, daß das RES als Speicherorgan durch die Aufnahme dieser Substanzen selbst geschädigt wird. Zu einem Entzündungsprotein würde das RES als Bildungsort gut passen.

III. Immunologische Eigenschaften des CRP

Während die Bildung des CRP von einer spezifischen Ursache völlig unabhängig ist, denn es entsteht bei den verschiedensten Erkrankungen bakterieller und nicht bakterieller Natur, z. B. auch bei Gewebszerstörungen ohne Beteiligung von Keimen (alle verbindet aber die gemeinsame Eigenschaft eine entzündliche Reaktion des Organismus hervorzurufen), ist es selbst ein spezifisches Antigen. Das kristallin dargestellte CRP erzeugt bei Immunisierung von Kaninchen ein spezifisches Antiserum, daß nur mit dem CRP reagiert, nicht aber mit normalen Serumproteinen (133, 134, 139, 245). Das CxRP des Kaninchens verhält sich genau wie das CRP des Menschen und ist deshalb trotz gewisser Strukturunterschiede, die wahrscheinlich auf geringe Artunterschiede solcher „Entzündungsproteine" beruhen, dem menschlichen CRP weitgehend gleichzusetzen. Wie gering die immunologischen Unterschiede von CRP und CxRP sind, zeigen die Präzipitationsreaktionen mit den entsprechenden Polysacchariden. Bei Anwesenheit von Ca-Ionen reagiert das Cx-Polysaccharid sowohl mit CRP als auch mit CxRP. Das C-Polysaccharid, das ein Degradationsprodukt (infolge unterschiedlichen Extraktionsverfahrens) des Cx-Polysaccharid ist, reagiert nur mit dem CRP, aber nicht mit dem CxRP (4, 240). Die Untersuchungen des CxRP haben wichtige Aufschlüsse über die immunologischen Eigenschaften dieses pathologischen Proteins gebracht.

1. Ist das CRP eine Antikörper-Vorstufe?

Immunisiert man Kaninchen oder Pferde mit C-Polysaccharid, so bilden sie einen C-Polysaccharid-Ak, der der γ-Globulinfraktion des Serums angehört und in der Kälte langsam auch bei Abwesenheit von Ca-Ionen mit dem C-Polysaccharid reagiert. Es ist nicht untersucht worden, ob während dieser Immunisation CRP im Blut dieser Tiere auftritt. Diese Untersuchung wäre aber für die Frage, ob das CRP nicht doch ein Ak-Protein, z. B. mit sehr geringer Spezifität ist von einer gewissen Bedeutung (13, 14, 22). Da das CRP in der akuten Phase von Erkrankungen im Blut erscheint und später (wenn die endgültige Ak-Bildung erfolgte?) nicht mehr nachweisbar ist, wäre es möglich, daß es sich bei dem CRP um eine Ak-Vorstufe handelt. ANDERSON und MCCARTY (4) fanden bei Menschen nach Injektion von Typhus-Vaccine einen um so höheren CRP-Titer, je höher später der Typhus-Ak anstieg. WOOD (240) beobachtete das gleiche beim Kaninchen. Nach Immunisierung mit CRP bildet das Kaninchen nicht nur einen CRP-Antikörper (CRP-Antiserum), sondern kurz nach den Injektionen von CRP – in der akuten Phase – auch ein CxRP. Das ist nicht verwunderlich, denn CRP vom Menschen führt beim Kaninchen auch intradermal injiziert zu Entzündungsreaktionen. Es gehört damit zu den vielen unspezifischen Substanzen, die die Bildung von CxRP induzieren. Es ist danach auch verständlich, daß auch die i.-v. Injektion von CxRP beim Kaninchen die Bildung von CxRP hervorruft, wie weiter unten berichtet wird. Wood (240) fand nun, daß diejenigen Tiere, die kurz nach der Injektion von CRP einen hohen CxRP-Titer bilden, später auch ein besonders gutes CRP-Antiserum liefern, d. h. Tiere mit hohem CxRP in der akuten Phase sind gleichzeitig auch gute Ak-Bildner. Auch diese Beobachtung würde dazu passen, daß das CRP evtl. eine Vorstufe der Ak-Bildung ist. Auch wenn Wood (240) Kaninchen mit menschlichem γ-Globulin immunisierte, beobachtete er, daß diejenigen Tiere, die während der Injektionsserie hohe CxRP-Titer hatten, später auch die höchsten γ-Globulin-Ak aufwiesen. Das CxRP bildet sich während der Injektionsphase, verschwindet gegen Ende und bald danach erscheinen die γ-Globulin-Ak. Dieser Befund ist von Hokama u. Mitarb. (1960) (103) bestätigt worden. Sie fanden darüber hinaus, daß Tiere, die viel CxRP bilden, nicht nur mehr, sondern auch schneller Ak bilden. Auch diese Befunde würden gut zu der Vorstellung, daß das CRP eine Ak-Vorstufe ist, passen.

2. Untersuchungen, die gegen die Hypothese von der Antikörper-Vorstufe des CRP sprechen

Ist es schon nach theoretischen Überlegungen unwahrscheinlich, daß Injektion von Antigen über eine unspezifische Ak-Vorstufe, denn das CRP ist bei Stimulation durch verschiedenste Antigene (126) immer gleich, später zur Bildung eines spezifischen Ak-Globulins führt, so ist diese Hypothese auf Grund der folgenden experimentellen Untersuchungen abzulehnen. Hokama u. Mitarb. (103) beobachteten, wie schon Wood und Montella (246), ein biphasisches Verhalten bei der Bildung von CxRP. Bei Injektion von menschlichem γ-Globulin oder Rinderalbumin erscheint das CxRP nach 24 St. im Serum des Kaninchens, verschwindet dann wieder und tritt 8 Tage nach der Injektion, d. h. dann, wenn Anti-γ-Globulin- oder Anti-Rinderalbumin-Ak gebildet wurden, wieder im Serum auf. In der zweiten Phase ist der CxRP-Titer niedriger, und das CxRP verschwindet ganz, wenn das Ag aus dem Blut verschwunden ist. Die zweite Phase des Auftretens von CxRP im Verlauf eines Immunisierungs-Prozesses beruht offenbar darauf, daß sich Ag-Ak-Komplexe im Ablauf der Immunisierung bilden, denn auch die Injektion löslicher Ag-Ak-Komplexe stimuliert die Bildung von CxRP. Bei Immunisierung mit Tabakmosaikvirus (TMV) ist dieses biphasische Verhalten des CxRP deshalb nicht zu beobachten, weil das Ag TMV lange vor Erscheinen der TMW-Antikörper aus dem Blut verschwunden ist. Die Stimulierung des CRP durch Ag-Ak-Reaktionen kann auch dadurch demonstriert werden, daß ein spezifischer Ak parenteral injiziert wird und später das dazu passende Antigen ebenfalls i.-v. nachinjiziert wird. Auch dabei wird CxRP im Blut nachweisbar (103). Der Mechanismus, der der CxRP-Bildung bei Ablauf von Ag-Ak-Reaktionen zugrunde liegt, ist unbekannt, wahrscheinlich ist er ein reaktiv entzündlicher. Wieweit er bestimmte Zustände, die beim Menschen mit CRP-Nachweis einhergehen, erklärt, bleibt zu untersuchen. Es wäre z. B. denkbar, daß das CRP in der zweiten

Hälfte der Gravidität und unter der Geburt durch solche immunologischen Prozesse erzeugt wird, wie sie bei der Auseinandersetzung von Mutter–Kind in utero entstehen. Es mag auch damit zusammenhängen, daß das CRP bei allergischen Erkrankungen des Menschen nachweisbar ist, (siehe „klinische Bedeutung des CRP").

3. *CRP-Bildung bei fehlender Antikörperbildung*

Der Bildungsort des CRP ist sehr wahrscheinlich das retikulo-endotheliale System (siehe „Biochemie des CRP"). Das retikulo-endotheliale System im weiteren Sinne (Plasmazellen, Lymphozyten, Mastzellen usw.) ist auch wahrscheinlich der Bildungsort der Antikörper. Offenbar sind aber die Zellen, die Ak bilden, empfindlicher gegen bestimmte Schädigungen wie diejenigen, die CRP bilden. Bei Röntgenganzbestrahlungen bilden Kaninchen, die die Fähigkeit der Ak-Bildung dadurch verloren haben, noch CRP [RILEY u. Mitarb. (1960)] (180). Bei der Röntgenbestrahlung von Kaninchen gibt es zwei Reaktionsphasen. Nach Exposition von 300–500 r bilden alle Kaninchen nach 24–48 Std. CxRP. Das CxRP verschwindet dann wieder, und in der zweiten Phase

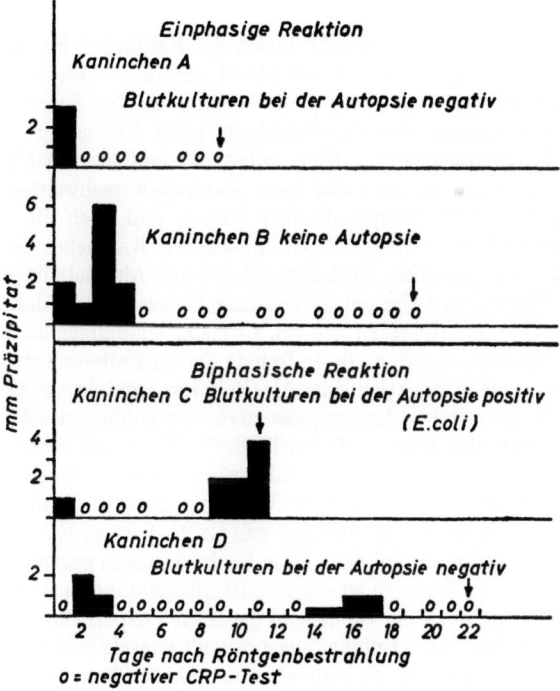

Abb. 5. Die Bestimmung des Cx-reaktiven Proteins im Blut von 4 Kaninchen zeigt die verschiedenen Reaktionstypen nach Ganzbestrahlung mit 900 r, nach WOOD u. M. (241)

erscheint bei den Tieren, die größere Dosen von 700–900 r erhalten hatten, erneut CxRP, aber nicht bei denen, die mit kleineren Dosen bestrahlt wurde. Die erste Phase des Auftretens von CxRP ist als unmittelbare Folge der Röntgenbestrahlung zu betrachten. Zweifellos handelt es sich auch hierbei um die Folgen der „Entzündungsreaktion" ionisierender Strahlen. Die zweite Phase des Erscheinens von CxRP bei schwerer exponierten Tieren ist eine Folge der Infektionen, die diese Tiere erleiden und denen sie z. T. zum Opfer fallen. So konnte Wood u. Mitarb. (241) bei Tieren, die nach der ersten Phase des Erscheinens von CxRP getötet wurden, nie Entzündungen bei der Autopsie finden, bei Tieren nach der zweiten Phase aber regelmäßig Infektionen nachweisen (Abb. 5).

Antikörpermangel-Syndrome gehen nicht mit fehlender CRP-Stimulierbarkeit einher. Good (74), der bei Pat. mit mehr oder weniger schweren Agamma-Globulinämien, angeborenen und erworbenen Ursprungs, keine Einschränkung der CRP-Bildung beobachtete, schließt daraus, daß das CRP nichts mit der Ak-Bildung und Ausschüttung zu tun hat.

4. CxRP-Bildung durch CxRP-Injektion

Bei Injektion von menschlichem CRP bilden die Kaninchen im Verlauf der Immunisierung CxRP (246), und später einen CRP-Ak, also das Antiserum, das zum CRP-Nachweis benutzt werden kann. CRP gehört danach zu den Substanzen, die, wie viele unspezifische Stimuli, die CxRP-Bildung beim Kaninchen induzieren. Es kann also das Entzündungsprotein CRP selbst entzündliche Reaktionen hervorrufen, als deren Indikator wieder CxRP beim Kaninchen nachweisbar wird. Wood und Montella (246) beobachteten darüber hinaus, daß auch die Injektion des kanincheneigenen CRP, des CxRP, bei i.-v.-Injektion in Kaninchen die Bildung von CxRP hervorruft. Ein ähnliches Verhalten ist bei den Ak-Globulinen nicht beobachtet worden. Hier besteht also ein wesentlicher Unterschied zu den Antikörpern. Immunglobuline (Ak) unterscheiden sich von normalen Globulinen des Serums weder chemisch, noch als Antigene, d. h. als artfremde Serum-Proteine betrachtet [Dörr (52)]. Das bedeutet, nach Injektion eines Ak-Globulins entsteht ein Ak gegen dieses spezifische Eiweiß, der mit dem Antigen, das zuvor zur Bildung des Ak führte, nicht reagiert. Es entsteht also kein „Anti-Antikörper". Wenn mit einem Ak-Globulin immunisiert wird, so wirkt dieses Ak-Globulin wie ein anderes spezifisches Antigen. Hier besteht als ein Unterschied zum CRP. Wie schon gesagt, ruft die Injektion von CxRP beim Kaninchen wieder die Bildung von CxRP hervor. Es verhält sich also nicht wie ein Ak-Globulin, so daß auch diese Beobachtungen gegen die Antikörpernatur des CRP sprechen. Dagegen ist der Begriff „Entzündungsprotein" treffender, denn er ist in der Lage auch die vorstehend genannten experimentellen Ergebnisse verständlich zu machen. Als „Entzündungsprotein" charakterisiert das CxRP die „akute Phase" beim Kaninchen. Es kann aber die „akute Phase" auch hervorrufen, wenn es intradermal oder in die Blutbahn injiziert wird. Das ist aus der Pathophysiologie des CRP verständlich. Als Entzündungssubstanz stimuliert CRP z. B. die Migration der Leukozyten (239). Es spielt also offenbar beim Ablauf der Entzündung eine bestimmte Rolle, die allerdings in ihren Einzelheiten noch nicht völlig bekannt ist. Die Ak spielen aber bei der Entzündung selbst keine Rolle. Sie entstehen in deren Verlauf, oder besser nach deren Ablauf und sind allenfalls in der Lage eine Reinfektion mit dem gleichen spezifischen Antigen zu verhindern oder zu modifizieren. Es bestehen also auch hier Verhältnisse, die eine Identität oder Verwandtschaft von Ak und CRP wenig wahrscheinlich machen.

5. Medikamentöse Einflüsse auf die CRP-Bildung

STOLLERMAN u. Mitarb. (214) hatten beobachtet, daß die CRP-Bildung beim Rheumatismus z. B. nicht durch Salizylate oder Cortison direkt beeinflußt wird, sondern daß diese Medikamente nur dann den CRP-Titer herabsetzen, wenn zugleich die Entzündung günstig beeinflußt wird. HOKAMA u. Mitarb. (104) testeten eine Reihe von Substanzen auf ihre Fähigkeit, die CxRP-Bildung beim Kaninchen zu verhindern und fanden, daß Methyl-Prednisolon und Fluorometholon die Bildung von CxRP, die durch Adjuvantien induziert wurde, verhindern kann. Nach diesen Voruntersuchungen prüften sie das Verhalten von Ak und CxRP beim Kaninchen nach Immunisierung mit Tabakmosaik-Virus (TMV). TMV ruft beim Kaninchen nach 24 Std. eine CxRP-Bildung hervor, nach etwa 7 Tagen die Bildung des TMV-Antikörpers. Mit Fluorometholon kann die Bildung von CxRP nach TMV-Gabe völlig blockiert werden, ohne daß der TMV-Antikörper-Titer dadurch niedriger wird. Fluorometholon muß mindestens 24 Std. vor bis spätestens 7 Std. nach TMV-Gabe gegeben werden, damit die CxRP-Bildung unterbleibt, der Ak-Titer aber nicht leidet. Gibt man Fluorometholon nur 4 Std. vor oder 4 Std. nach der Injektion, so bildet sich zwar auch kein CxRP, aber auch der TMV-Titer ist niedrig. Auch diese Experimente zeigen, daß sich CxRP-Titer und Ak-Titer nicht gleichsinnig verhalten, auch wenn sie durch dasselbe Antigen induziert wurden. Wenn es vom Cortison und seinen Derivaten auch bekannt ist, daß durch sie die Ak-Bildung beeinflußt werden kann, so zeigt doch der oben zitierte Versuch, daß durch die Cortisonderivate allein die CxRP-Bildung verhindert werden kann, ohne daß der Ak-Titer später niedriger ist. Eine solche Beobachtung wäre nicht möglich, wenn CxRP eine Ak-Vorstufe wäre.

6. Immunologische Kreuzreaktionen der C-reaktiven Proteine verschiedener Säugetiere

Schon MACLEOD und AVERY (134) hatten beobachtet, daß das CRP-Antiserum vom Kaninchen auch mit dem CRP vom Esel reagiert, nicht aber mit dem CxRP des Kaninchens. Diese Befunde wurden von GOTSCHLICH und STETSON (75) bestätigt. Letztere Autoren fanden darüber hinaus, daß das CRP-Antiserum vom Schaf mit dem CRP des Menschen, dem CRP des Esels und schwach mit dem CxRP des Kaninchens reagiert. Ein CxRP-Antiserum vom Schaf reagiert auch mit menschlichem CRP, CRP vom Esel und sehr intensiv mit CxRP vom Kaninchen. Ähnliche Beziehungen fanden sich mit der Ouchterlony-Technik (Abb. 6). Passive kutane Anaphylaxie ist als besonders spezifische Reaktion bekannt. Sie wurde von GOT-

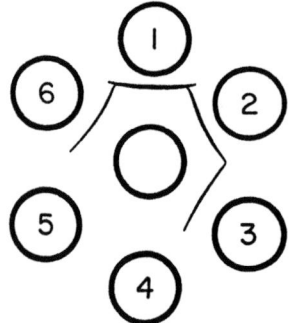

Abb. 6. Graphische Darstellung der Ouchterlony Platte. Im Zentrum befindet sich Antikaninchen CxRP-Serum vom Schaf. Die Präzipitationslinie bei I erfolgt mit akute Phase-Serum vom Kaninchen, die bei II mit akute Phase-Serum vom Esel, die bei III mit akute Phase-Serum vom Menschen, die von VI ebenfalls mit akute Phase-Serum vom Menschen, bei IV und V befindet sich Normalserum vom Kaninchen bzw. vom Menschen, nach GOTSCHLICH und STETSON (75)

SCHLICH und STETSON (75) deshalb zum Nachweis der Kreuzreaktion beim Meerschweinchen verwandt. Injiziert man ein CRP-Antiserum von der Katze in verschiedenen Verdünnungen einem Meerschweinchen intrakutan und injiziert $6^1/_2$ Std. später das Antigen, in diesem Fall „akute Phase Serum" vom Menschen oder CRP in die gleiche Hautstelle, so entsteht eine entzündliche Reaktion an der Injektionsstelle des CRP-Antiserums, nicht aber an Stellen, an denen normales Katzenserum ebenfalls intrakutan injiziert wurde. Meerschweinchen, denen intrakutan CRP-Antiserum injiziert wurde, zeigten nach i.-v.-Injektion CRP-haltiger Seren von Esel und Kaninchen entzündliche Reaktionen an den Stellen, an denen $6^1/_2$ Std. zuvor das CRP Antiserum injiziert wurde. Reaktionen erfolgten bis zu Verdünnungen von 1:200 des Antiserums.

Auch durch Sensibilisierung von Meerschweinchen und nachfolgender Hautreaktion kann die Kreuzreaktion demonstriert werden. Wenn Meerschweinchen mit Antigenen und FREUNDschem Adjuvans, z. B. menschlichem- oder Rinderalbumin sensibilisiert werden, kann diese Sensibilisierung mit einer Hautreaktion vom Typ der Spätreaktion nachgewiesen werden. Sensibilisiert man Meerschweinchen in dieser Weise mit CxRP, so bildet sich eine Hautsensibilität auch gegen CRP heraus und umgekehrt entwickelt sich bei Meerschweinchen, die gegen CRP sensibilisiert wurden, auch eine Hautreaktion gegen CxRP!

Dieser Befund könnte zeigen, daß CRP-Antikörper in der Haut fixiert werden können, wie das von den allergischen Ak, den Reaginen, bekannt ist. Da aber die Latenzzeit in dem obigen Versuch kürzer gewählt war (75), als sonst üblicherweise bei Prüfung der passiven Allergie mittels PRAUSNITZ-KÜSTNERschem Verfahren, muß die Frage nach einer „Reagin-Natur" der Antikörper offen bleiben. Auf jeden Fall demonstrieren auch diese Befunde, daß zwischen den verschiedenen „akute Phase Sera" verschiedener Säugetiere weitgehende immunologische Ähnlichkeiten oder Übereinstimmungen bestehen. Auffallend ist es allerdings, daß GOTSCHLICH und STETSON (75) nach Stimulation durch FREUNDsches Adjuvans allein kein CRP nachweisen konnten, auch nicht durch Präzipitations-Reaktion, im Gegensatz etwa zu HEDLUND (1961) (90) u. a.

Wenn sich das CRP verschiedener Säugetiere schon nicht immunologisch unterscheidet, so ist es nicht erstaunlich, daß auch das CRP des Menschen immunologisch gleich ist, auch wenn es aus verschiedenen Quellen stammt. LIBERTTI u. Mitarb. (126) untersuchten kristallin dargestelltes CRP aus Pleuraergüssen von HODGKIN-Kranken, von Pat. mit Lungen-Carzinom und CRP aus Ascites von Kranken mit Leberzirrhose und fanden weder mit der Präzipitations-Reaktion, noch mit der Komplement-Bindungs-Reaktion immunologische Differenzen.

7. Hautreaktionen

Obgleich normales Gewebe kein CRP enthält (180) ist es bei Pneumokokkeninfektionen nicht nur im Serum, sondern auch im Gewebe vorhanden, zumindest in der Haut, denn verschiedene Untersucher konnten bei Infektionen mit Pneumokokkus III positive Hautreaktionen mit C-Polysaccharid nachweisen. Macacus cynomolgus verhält sich wie der Mensch und reagiert ebenfalls bei Pneumokokken-Infektionen intrakutan mit C-Polysaccharid, nicht so andere Tiere wie Mäuse, Meerschweinchen, Kaninchen (3, 61, 65). Die Hautreaktionen sind vom Typ der Spätreaktionen und erreichen ihr Maximum nach 18–24 Std. Sie treten nicht nur bei Pneumokokkeninfektionen, sondern auch bei anderen febrilen Zuständen auf. Bei sehr schweren Infektionen kann eine positive Hautreaktion allerdings trotz hohem CRP-Titer fehlen, so daß ähnliche Verhältnisse wie bei der Tuberkulinanergie zu bestehen scheinen. Die Kutanreaktion mit C-Polysaccharid erscheint aber stets schon im Beginn der Infektion.

8. Komplementbindung

Weder zu der Präzipitation von C-Polysaccharid-CRP, noch zu der Präzipitation CRP-CRP-Antiserum ist Komplement notwendig. Vermutlich wird aber doch bei der Reaktion CRP-CRP-Antiserum, die eine echte Ag-Ak-Reaktion ist, Komplement gebunden, denn der Nachweis dieser Reaktion ist auch mit der Komplement-Bindungs-Reaktion zu führen (156, 177).

9. Kreuzabsorptionsexperimente

Der CRP-Nachweis gelingt mit der Kapselschwellungsreaktion ebenso wie mit dem CRP-Antiserum vom Kaninchen (siehe Nachweismethoden von CRP). Mischt man CRP-haltiges Serum mit Suspensionen von Pneumokokken Typ 23 B oder 27, so wird alles CRP von den Pneumokokken absorbiert, denn nach Abzentrifugieren enthält die flüssige Phase kein CRP mehr, d. h. es bildet mit CRP-Antiserum kein Präzipitat. Andererseits absorbiert das CRP-Antiserum alle Substanzen, die in CRP-haltigen Seren eine Kapselschwellungsreaktion mit den Pneumokokken Typ 23 B oder 27 geben. Polysaccharide dieser Pneumokokken absorbieren ebenfalls alles CRP eines „akute Phase" Serums. Die flüssige Phase reagiert nach Zentrifugation nicht mehr mit der Kapselschwellungsreaktion, wohl aber noch mit CRP-Antiserum [HEDLUND

(1959)] (93). Diese Unterschiede bei Kreuzabsorptionsexperimenten, die zunächst für eine Inhomogenität des CRP, d. h. für das Vorhandensein von zwei Antigenen im CRP sprechen, hängen wahrscheinlich mit dem Herstellungsverfahren der Polysaccharide zusammen. So reagiert das Cx-Polysaccharid mit CRP und CxRP, während das C-Polysaccharid nur mit dem CRP, aber nicht mit dem CxRP reagiert. Damit mag es zusammenhängen, daß mit der Kapselschwellungsreaktion sowohl CRP vom Menschen wie auch CxRP von Kaninchen nachgewiesen werden können [HEDLUND (1961)] (90). Mit dem CRP-Antiserum kann dagegen nur CRP, nicht aber CxPR nachgewiesen werden. Es ist wahrscheinlich nicht berechtigt, aus den Versuchen HEDLUNDS auf zwei Antigene im CRP zu schließen, sondern vermutlich sind seine Befunde eine Folge der verschiedenen Nachweismethoden. Es ist sicher, daß Pneumokokken-Aufschwemmungen andere Polysaccharide enthalten, als sie in dem nach bestimmten Extraktionsverfahren gewonnenen C-Polysaccharid enthalten sind. Ähnliche Befunde von FISHEL u. Mitarb. (63) sind ebenso interpretierbar.

10. Akute Phase-Reaktanten, die dem CRP ähnlich sind

Die Mucoproteine sind ebenfalls zu den „Reaktanten der akuten Phase" zu rechnen. Es sind kohlenhydrathaltige Eiweißkörper, wie auch die Glykoproteide, von denen sie sich nur graduell unterscheiden. Glykoproteide haben einen Kohlenhydratgehalt bis zu 5%, während Mucoproteide mehr als 4% Hexosamin enthalten, BERGSTERMANN (20). Die Differenzierung erfolgt in der Regel nach dem färberischen Verhalten. WEINER und MOSHIN (236) beobachteten, daß sich CRP und Mucoproteide bei Rheumatismus und tuberkulösen Erkrankungen etwa gleichsinnig verhielten. SHETLAR u. Mitarb. (204, 205), die die Befunde von WEINER und MOSHIN bestätigten, fanden erhöhte Mucoproteide auch bei malignen Tumoren, entzündlichen Prozessen verschiedener Genese, Infektionskrankheiten, Myokardinfarkten, d. h. bei Erkrankungen, die auch mit der Bildung von CRP einhergehen.

HOKAMA und RILEY (1960) (103) isolierten mit der Methode von WINZLER u. Mitarb. (238), eine bestimmte Substanz aus der Eiweißfraktion des Serums die bei Ammonsulfat-Sättigung von 50–75% ausfällt. Dieses aus der gleichen Serumfraktion wie das CRP isolierte Serum-Mucoid nannten sie Co-Cx-Protein. Dieses Serum-Mucoid verhält sich dem CRP sehr ähnlich. Es tritt 48 Std. nach Injektion eines Adjuvans im Blut auf, ebenso wie nach Ganzbestrahlung von Kaninchen mit 500 r. Aus akute Phase-Sera hergestelltes Serum-Mucoid ruft bei Kaninchen nach der Injektion die Bildung von CxRP, d. h. eine Entzündungsreaktion hervor. Serum-Mucoid von normalen Tieren, die keine „akute Phase-Reaktion" aufweisen, hat diese Eigenschaft nicht. Es ruft bei Tieren, die zuvor mit Tabakmosaikvirus behandelt wurden und einen Tabakmosaik-Virus-Ak haben, eine anamnestische Reaktion mit Ak-Anstieg hervor (Abb. 7). Auch bei mit Rinderalbumin immunisierten Kaninchen kann ein anamnestischer Ak-Titer-Anstieg durch akute Phase-Serum-Mucoid erzeugt werden [RILEY und HOKAMA (1960) (181)]. Nach Injektion von akute Phase-Serum-Mucoid sinken die Lymphozyten um 50–75% des Ausgangswertes, während die heterophilen Leukozyten zunehmen.

Bei Ausfall oder Blockade des retikulo-endothelialen Systems, wie sie z. B. durch nicht tödliche Dosen von parenteral appliziertem Thorotrast erzielt werden kann, wirkt das „akute Phase-Serum-Mucoid (oder Co-CxRP) toxisch. So sterben Kaninchen 2–3 Std. nach Injektion von Co-CxRP, wenn ihr retikuloendotheliales System mit Thorotrast blockiert war. Serum-Mucoid von normalen Tieren (ohne akute Phase) wirkt dagegen – unter gleichen Bedingungen appliziert – nicht toxisch. RILEY und HOKOMA (181), die über diese Experimente berichten, diskutieren die Möglichkeit, daß das Co-CxRP ein toxisches Gewebspolysaccharid oder ein Endotoxin sein könnte, das z. B. bei Röntgenganzbestrahlung frei wird. Die Untersuchungen dieser Fragen sind zur Zeit noch nicht abgeschlossen.

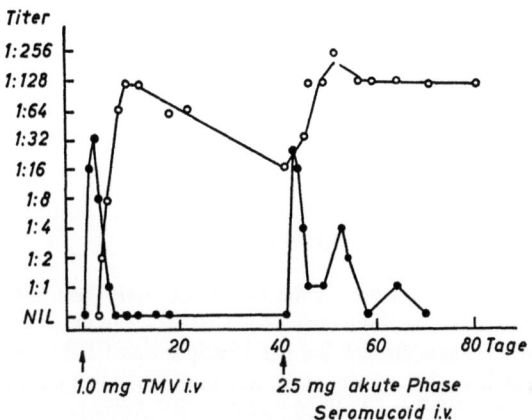

Abb. 7. Cx-reaktives Protein- und Antitabak-Mosaik-Virus-Titer nach Injektion von 1,0 mg Tabak-Mosaik-Virus (TMV) und 2,5 mg akute Phase-Seromucoid. Die Cx-reaktives Protein Titer sind mit gefüllten Kreisen, die des Antitabak-Mosaik-Virustiters mit offenen Kreisen bezeichnet, nach RILEY und HOKAMA (181)

IV. Nachweismethoden des CRP

1. Mit C-Polysaccharid

Mit der Entdeckung des CRP durch TILLETT und FRANCIS (1930) (225) war zugleich die erste Nachweismethode gegeben. Das leicht herstellbare somatische C-Polysaccharid von Pneumokokken bildet bei Anwesenheit von Ca-Ionen ($^1/_{10}$ der im Serum vorhandenen Menge ist ausreichend) mit dem CRP ein Präzipitat. Durch diese Reaktion erhielt das CRP seinen Namen. Oxalat- bzw. Citratblut reagiert nicht mit dem C-Polysaccharid, auch wenn es CRP in hohem Titer enthält, weil freie Ca-Ionen fehlen.

Der Test mit C-Polysaccharid wird nach der von TILLETT u. Mitarb. (226) angegebenen Methode durchgeführt, indem über das unverdünnte Serum C-Polysaccharid-Verdünnungen gelagert werden. An der Berührungsstelle bildet sich ein Ring aus CRP-C-Polysaccharid-Präzipitat, der in seiner Dichte dem Gehalt des Serums an CRP proportional ist. Normales Serum reagiert nicht mit C-Polysaccharid. Die Reaktion ist aber nicht sehr empfindlich und nur positiv bei einem CRP-Gehalt des Serums von mehr als 0,1 mg/ml.

2. Mit CRP-Antiserum vom Kaninchen

Dieser Test ist etwa 10mal empfindlicher als der C-Polysaccharid-Test und es ist möglich mit dem CRP-Antiserum vom Kaninchen noch CRP-Mengen unter 0,01 mg/ml im Serum nachzuweisen. Es handelt sich bei der Präzipitation CRP-CRP-Antiserum um eine echte Ag-Ak-Reaktion, zu deren Ablauf keine Ca-Ionen erforderlich sind. Bei dieser Reaktion ist das CRP das Antigen und das CRP-Antiserum der Antikörper, der durch Hyperimmunisierung mit kristallinem CRP vom Kaninchen gewonnen wurde. Neben dem Vorteil der großen Empfindlichkeit, hat das Nachweisverfahren mit dem Antiserum auch noch den Vorteil, sehr einfach und ohne Zeitaufwand durchführbar zu sein.

Die meist bei klinischen Untersuchungen durchgeführte CRP-Bestimmung geschieht mit der Kapillarpräzipitationsmethode nach ANDERSON und MCCARTY (6). Die Kapillarpräzipitationstechnik ist von SWIFT, WILSON und LANCEFIELD (215) zuerst für die serologische Trennung der Streptokokken der Gruppe A angewandt worden.

Die Technik ist denkbar einfach. Es werden in Kapillarröhrchen von 0,4 mm Lumenweite zu gleichen Teilen Probandenserum und CRP-Antiserum[*]) aufgesaugt,

---

[*]) Behring-Werke A. G. Marburg/Lahn,
Fa. Schieffelin & Co New York 3; 28 Cooper Square

2 Std. bei 37° inkubiert und nach 12 stündigem aufrechten Stehen im Kühlschrank bei +4°C die Präzipitatmenge abgelesen. In der Regel wird 1 mm Präzipitathöhe mit + bezeichnet (evtl. zentrifugieren).

Es geht schon aus der Beschreibung der Technik hervor, daß diese Methode semiquantitativ ist und genaue Titerbestimmungen nicht erlaubt. Eine genaue quantitative Nachweismethode stammt von WOOD und MCCARTY (244). Sie messen das CRP spectrophotometrisch in Quarz-Mikrozellen durch Ultraviolettabsorption bei 280 μm. Es wird bei diesem Vorgehen alles CRP durch Zusatz von 0,1 mg C-Polysaccharid zu 1 ml Serum entfernt, das Präzipitat mehrfach mit Ca-Ionen enthaltenden Lösungen gewaschen, schließlich durch Na-Citrat gelöst und nun die Proteinmenge spektrophotometrisch gemessen. Normale Serumproteine dürfen dabei nicht in der Lösung sein. Das kann durch Verwendung eines Antiserums gegen normale menschliche Serumproteine geprüft werden. Auch der von HEIDELBERGER u. Mitarb. (95) beschriebene Pneumokokken-Polysaccharid-Ak wird bei diesem Vorgehen nicht mitgemessen, denn er reagiert mit dem C-Polysaccharid nur sehr langsam, erst nach 8 tägigem Stehen im Kühlschrank, und das mit dem Ak gebildete Präzipitat löst sich nicht nach Entzug der Ca-Ionen durch Citratlösungen auf, weil es sich hierbei um eine echte Ag-Ak-Bindung handelt. Es wird also evtl. vorhandenes Ak-Präzipitat durch Zentrifugieren nach Citratzusatz entfernt. Die Standardisierung der UV-Messung erfolgt durch Verwendung von reinem CRP, dessen Menge durch Bestimmung des Stickstoffgehaltes genau bekannt ist. Die folgende Tabelle zeigt die von WOOD und MCCARTY (244) gefundenen CRP-Werte, die Veränderungen der optischen Dichte und einen Vergleich mit den Höhen der Präzipitationssäulen.

Tab. 1
Vergleich der Resultate des Präzipitationstestes mit der quantitativen CRP-Bestimmung in Sera von Patienten mit rheumatischem Fieber

Präzipitations Reaktion	Quantitative Daten	
	Optische Dichte	Konzentration des CRP mg/ml
+++ +++	0.616	0.330
+++++	0.510	0.273
++++	0.430	0.230
+++	0.235	0.126
++±	0.208	0.101
++	0.101	0.054
+±	0.087	0.046
+	0.043	0.021
±	0.027	0.010
Spur	0.013	0.006

Für praktische Zwecke ist der quantitative CRP-Test von WOOD und MCCARTY (244) zu kompliziert. Da es schließlich doch meist um die Frage geht, ob CRP vorhanden ist oder nicht, so reicht die Kapillarpräzipitation auch meist aus. Für Verlaufskontrollen wären eine quantitative Bestimmungsmethode aber doch sehr nützlich.

Auf folgende Fehlerquellen ist bei der Kapillarpräzipitation zu achten:

1. Zwischen CRP-Antiserum und Pat.-Serum darf keine Luftblase sein.
2. Nach Füllen der Kapillare ist diese mehrfach zu wenden, damit eine ausreichende Durchmischung erfolgt.
3. Um fälschlich positive Resultate zu vermeiden, verwendet man am besten ein sicher negatives Kontrollserum zum Vergleich.
4. Um fälschlich negative Ergebnisse (evtl. durch unwirksames Antiserum) zu vermeiden, verwendet man ein sicher positives Kontrollserum (im Handel als CRP-Positest zu erhalten).
5. Kontrollen mit positivem und negativem Serum sind besonders wichtig, wenn bei Zimmertemperatur inkubiert wird. Inkubation bei Zimmertemperatur ist möglich und beeinträchtigt das Resultat nicht wesentlich, sie soll nur 4–6 Std. erfolgen (202).

Das CRP-Antiserum kann an Latexpartikel absorbiert werden und als „Latex-CRP-Reagenz" der Behringwerke zur Präzipitation mit CRP-haltigen Serum verwendet werden. Ein Tropfen des „Latex-CRP-Reagenz" wird auf einem Objektträger mit einem Tropfen unverdünnten Patientenserums mit einem dünnen Glasstäbchen gemischt. Nach 3–5 min erfolgt als Ausdruck einer positiven Reaktion eine Agglutination der Latexteilchen. Die Reaktion kann dadurch quantitativ gestaltet werden, daß das Patientenserum in Stufen verdünnt wird. Zu beachten ist, daß klares Serum (nicht lipämisches) verwendet wird und wegen unspezifischer Agglutinationen der Latexteilchen durch Austrocknen die Reaktionszeit 5 min nicht überschreitet.

3. Andere quantitative Methoden

Das C-Polysaccharid kann nach dem Vorgehen von MILTÉNYI und GÁL (146) an Hammelblutkörperchen adsorbiert werden und durch Agglutination der CRP-Titer bestimmt werden. Bei dieser Methode werden 5%ige 3mal gewaschene Hammelblutkörperchen in einer 0,5%igen C-Polysaccharidlösung 2 Std. bei 37° sensibilisiert, danach erneut gewaschen. Die sensibilisierten Hammelblutzellen halten sich 24 Std. im Eisschrank. Zum CRP-Nachweis wird die Blutkörperchensuspension Serumverdünnungen zugesetzt und der Agglutinationstiter abgelesen. Die Methode soll eine ähnliche Empfindlichkeit haben wie die Kapillarpräzipitationsmethode mit CRP-Antiserum.

Eine quantitative Methode unter Verwendung von CRP-Antiserum hat ZACH (251) angegeben. Er stellt eine laufende Verdünnungsreihe der Probanden-Sera mit physiol. NaCl-Lösung her und mischt die verdünnten Sera mit dem CRP-Antiserum in der Kapillare, wie von ANDERSON und McCARTY (6) angegeben. Als Titer wird diejenige Verdünnung angegeben, bei der erstmals keine Präzipitation zu erkennen ist. ZACH (251) fand mit dieser Methode große Differenzen gegenüber der Kapillarpräzipitationsmethode und führt diese darauf zurück, daß bei Ablesung der Präzipitatsäule deren Dichte nicht genügend berücksichtigt wird. Dieser quantitative CRP-Nachweis geschieht bei Ak-Überschuß und setzt voraus, daß der Ak-Titer des Antiserums konstant ist. Diese Voraussetzung ist offenbar bei den im Handel vorhandenen Antiseren gegeben (251).

4. Quantitative CRP-Bestimmungen mit der Agar-Gel-Diffusionsmethode

Die Agar-Gel-Diffusionstechnik beruht darauf, daß die Präzipitation im Agarmilieu abläuft, indem Antiserum und CRP gegeneinander diffundieren. Während die Technik selbst einfach ist, hat sie den Nachteil, daß die Präzipitation mehr Zeit erfordert und damit eine schnelle Bestimmung nicht ohne weiteres möglich ist. Das schränkt ihre klinische Anwendbarkeit erheblich ein, zumal es bei den meisten Erkrankungen – ganz besonders bei der Beurteilung des Herzinfarktes – nötig ist, das Ergebnis der Untersuchung schnell verfügbar zu haben. Man benutzt Reinagar, der mit Veronal-Puffer und verdünnter HCl-Lösung auf p_H 7,4 eingestellt ist. Entweder kann das CRP-Antiserum dem Agar in der Verdünnung 1:5 beigefügt werden und die zu untersuchenden Sera (evtl. in Verdünnungsreihen) über dem Agar ausgestrichen werden (155), oder die Agarplatten enthalten bestimmte Vertiefungen, eine zentrale, in die das Antiserum pipettiert wird und mehrere periphere, die die Serumverdünnungen enthalten. Es bildet sich an den Diffusionsflächen der gegeneinander diffundierenden Flüssigkeiten ein Präzipitat, das besonders gut gegen einen dunklen Untergrund sichtbar ist (155, 161). Breite Präzipitationsbänder beruhen auf Ag- oder Ak-Überschuß (161).

5. Quantitativer CRP-Nachweis durch die Komplementbindungsreaktion (KBR)

MUSHEL und WEATHERWAX (156) wandten zuerst die KBR zum CRP-Nachweis an. Sie fanden aber, daß Überschuß an CRP-Antiserum ebenso wie Überschuß an Probanden-Serum antikomplementär wirken und daß deshalb der quantitative CRP-Nachweis mit der KBR nur in bestimmten Verdünnungsbereichen möglich ist. Prinzipiell erfolgt aber, wie bei den meisten Ag-Ak-Reaktionen eine Komplementbindung bei der Reaktion CRP-CRP-Antiserum. Dagegen bedarf die Präzipitation von CRP und C-Polysaccharid keiner Komplementbindung. RAPPORT und GRAF (177) haben die KBR zum CRP-Nachweis benutzt und die Voraussetzungen für ihre Anwendbarkeit angegeben. Die antikomplementäre Wirkung des CRP-Antiserums kann dadurch ausgeschaltet werden, daß es mit lyophilisiertem Normalserum absorbiert wird, 0,05 g/ml. Danach wird es 2 Std. bei 35000 Umdrehungen/Min. zentrifugiert. In den tieferen Schichten des Zentrifugenröhrchens finden sich die unlöslichen Immunkomplexe, die die antikomplementäre Wirkung verursachen. Es muß mit konstanter Komplementaktivität und bei Ak-Überschuß gearbeitet werden. Auch ein großer Ag-Überschuß ist zu vermeiden, denn bei 10–20fachem Ag-Überschuß erfolgt unspezifische Hämolyse. Es ist durch die Untersuchungen von WOOD (239) bekannt, daß das CRP eine unspezifische Hämolyse macht. Beachtet man diese

Bedingungen, dann ist es mit der KBR möglich, quantitativ CRP zu bestimmen. Man vergleicht die Ergebnisse der KBR mit einem Standard-Serum. RAPPORT und GRAF (177) verwandten ein Serum mit einem CRP-Gehalt von 280 µg/ml, dessen CRP-Gehalt mit der Technik von WOOD und McCARTY (244) gemessen wurde. Die folgende Abb. 8 zeigt die gute Übereinstimmung der Präzipitationstiter nach (244) mit der KBR.

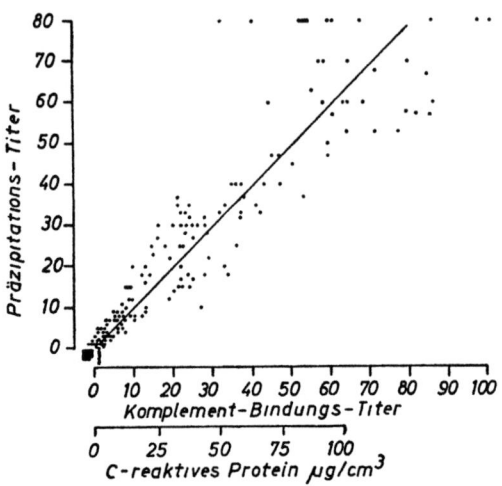

Abb. 8. Die Bestimmung der CRP-Titer durch Mikropräzipitation und Komplementbindung zeigt die Übereinstimmung beider Methoden. Sera mit sehr hohen Komplement-Bindungs-Titern sind nicht enthalten, denn die maximalen Präzipitationstiter mit unverdünntem Serum betragen „80". Die Präzipitationstiter zeigen den Durchschnitt von 3 Bestimmungen. Die Linie zeigt die Lokalisation der Punkte exakter Übereinstimmung.
nach RAPPORT u. GRAF (177)

6. Die Kapsel-Schwellungs-Reaktion nach LÖFSTRÖM

Mit der unspezifischen Kapsel-Schwellungs-Reaktion (KSR) bestimmt man ebenfalls CRP (88, 90). Die Empfindlichkeit der KSR entspricht etwa der Kapillarpräzipitations-Methode von ANDERSON und McCARTY (6). Schon LÖFSTRÖM (128) hatte beobachtet, daß es Sera gibt, die nicht mit dem C-Polysaccharid reagieren, aber eine positive KSR haben. Der Unterschied ist hier wohl ähnlich wie der Unterschied zwischen der Empfindlichkeit der C-Polysaccharid-Präzipitation und der CRP-Antiserum-Präzipitation im Nachweis von CRP. Die KSR beruht auf dem Prinzip der NEUFELDschen (159) Reaktion zur Typen-Bestimmung von Pneumokokken. Bei der KSR werden Pneumokokken Typ 27 oder 28 in Hormonbouillon 18 Std. gezüchtet, der 20% Ascites zugesetzt wird. Nach Zentrifugieren und mehrfachem Waschen wird in 15% Formaldehyd suspendiert. Die Bakteriendichte wird mittels standardisierter

Trübungsröhrchen bestimmt, und es werden von einer gemessenen Bakteriendichte ausgehend Verdünnungsreihen hergestellt. Ein Tropfen Pneumokokken-Suspension, 1 Tropfen Serum und ein Tropfen LÖFFLERS Methylenblau 1 : 2 verdünnt werden zusammen in einer Kammer gemischt und mit einem Deckgläschen abgedeckt. Nach einigen Minuten Stehen kann die Reaktion unter dem Mikroskop bei 1000facher Vergrößerung abgelesen werden (Abb. 9). Es sind zwei Fehlermöglichkeiten bei der KSR

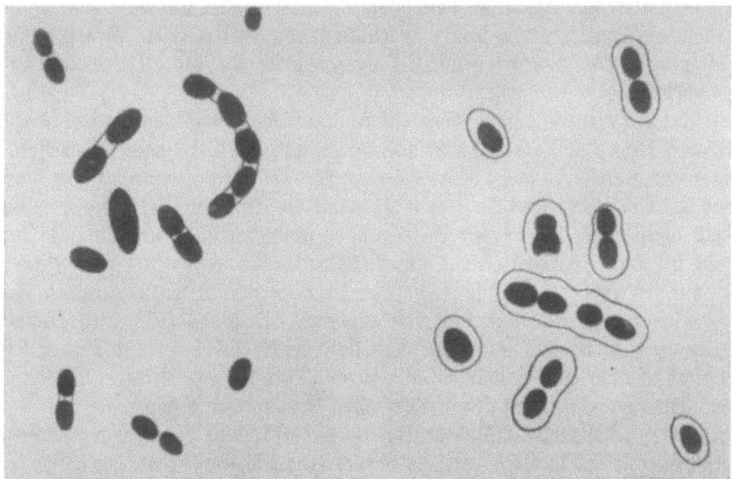

Abb. 9. Kapsel-Schwellungs-Reaktion von LÖFSTRÖM aus HEDLUND (93)

zu beachten. Einmal kann es sich um eine Reaktion mit dem Pneumokokken-Ak handeln. Diese Möglichkeit ist dadurch auszuschließen, daß das Methylenblau zu gleichen Teilen mit Na-Citrat 3,8% gemischt wird. Dadurch wird das Ca gebunden und eine CRP-Reaktion kann nicht mehr stattfinden. Zum anderen kann eine doppelte Lichtrefraktion eine Kapsel-Schwellung vortäuschen. Das ist durch genaue Lichtzentrierung im Mikroskop zu vermeiden. Wenn diese Voraussetzungen beachtet werden, ist die Empfindlichkeit der KSR etwa so wie die CRP-Nachweismethode mit CRP-Antiserum. Allerdings erfordert die Durchführung der KSR gewisse Erfahrungen in der bakteriologischen Arbeit und ist deshalb für den praktischen Bedarf doch schwieriger durchzuführen als die sehr einfache Reaktion mit CRP-Antiserum.

7. Beziehungen des CRP zum PENN-Test und zum APC-Test

Der Penn-Test beruht auf einer Flockungsreaktion des Serums von Pat. mit metastasierenden Tumoren mit Äthyl-Chloadienat [PENN (165, 166)]. RILEY u. Mitarb. (182) prüften die Sera von entsprechenden Krebs-Pat. auch mit höhermolekularen

Alkoholen auf das Vorkommen von Flockungsreaktionen. Sie fanden aber vor allem, daß der Penn-Krebs-Test auf der Gegenwart von CRP im Serum beruht. Pennpositives Serum wird negativ, wenn es zuvor mit CRP-Antiserum oder C-Polysaccharid absorbiert wird und Penn-negatives Serum wird positiv, wenn CRP diesem Serum zugesetzt wird. Auch die Verhältnisse beim Erhitzen sind bei den mittels Flockungsreaktion nachweisbaren Substanzen dem CRP ähnlich.

Die Fähigkeit der (auf 56° C für eine halbe Stunde erhitzten) Sera von an Krebs und rheumatischer Arthritis leidender Patienten mit Batylalkohol und Äthylcholadien ein Präzipitat zu bilden (Technik genau bei RILEY u. Mitarb. (182) angegeben), ging nach Absorption mit C-Polysaccharid oder mit CRP-Antiserum in der Regel verloren.

Gestützt auf weitere eigene Versuche und auf die Arbeit von LIBRETTI u. Mitarb. (126), sind RILEY u. Mitarb. (182) überzeugt, daß das CRP beim Menschen, gleichgültig durch welche Ursache seine Anwesenheit im Serum veranlaßt wird, stets das gleiche ist. Der Penn-Test für Krebs ist somit ein Test für CRP, wobei zu beachten ist, daß nicht jeder Krebs mit Bedingungen einherzugehen braucht, die zur CRP-Bildung führen. Die Arbeiten von PENN (165 u. 166) und von RILEY u. Mitarb. (182) haben auf ein Verfahren hingewiesen, das CRP im Serum Kranker durch eine Flokkungsreaktion mit Batylalkohol oder anderen Alkoholen (wie z. B. Hexadecand) nachzuweisen. Es ist sehr wahrscheinlich, daß das Nachweisverfahren von CRP durch Flockung mit oberflächenaktiven Substanzen (TUOMIOJA u. Mitarb. (228a) in seinem Wesen dem Penn-Test und den RILEY'schen Ergebnissen entspricht.

TUOMIOJA u. Mitarb. (228a) hatten beobachtet, daß gewisse oberflächenaktive Substanzen mit einem CRP-haltigen Serum eine Flockungsreaktion geben. Span 60 (Monostearat von Sorbitol) und Tween 65 (Poly-oxyäthylen-20-Sorbitol tristearat) erwiesen sich als brauchbar, was wahrscheinlich machte, daß es nicht nur die Eigenschaft einer einzigen Substanz, sondern allgemein von Poly-ol-Fettsäureestern ist, die zur Flockungsreaktion mit CRP führt. Wenn Span 60 in eine alkoholische Lösung von 0,9% Cholesterin und 0,3% Lecithin gebracht wird und diese Lösung tropfenweise NaCl- oder Pufferlösungen zugesetzt wird, bilden sich nadelförmige Kristalle, die mit CRP präzipitieren. Dieser Test wird mit „APC-Test" bezeichnet und eignet sich zum CRP-Nachweis.

V. Experimentelle Untersuchungen zur Stimulation der CRP-Bildung

Es ist vielen Untersuchern aufgefallen, daß die Bildung von CRP unter den verschiedensten experimentellen Bedingungen erfolgt. Es gibt keinen Hinweis dafür, daß die verschiedenen Stoffe, belebter und unbelebter Natur, die bei Mensch und Tier die Bildung von CPR induzieren, eine gemeinsame Komponente enthalten, auf deren Anwesenheit die Bildung von CRP zurückgeführt werden kann.

1. Tierexperimente

Durch Röntgenganzbestrahlungen wird bei Kaninchen (180, 241) und beim Esel (172) die Bildung von CRP induziert. Es wird sicher von wenig radiosensiblen Zellen gebildet, Freisetzung von Histamin, das für einige sekundäre Röntgenschäden verantwortlich ist, hat mit der CxRP-Bildung nichts zu tun, denn bei Histaminblockade ist die CxRP-Bildung nach Röntgenbestrahlung unverändert. Dagegen spielt die Belastung der Darmepithelien durch die Nahrung eine Rolle, denn hungernde Tiere bilden bei gleicher Röntgenexposition weniger CxRP und zeigen keinen biphasischen CxRP-Titer wie normal ernährte Tiere (241).

Eine Reihe von anorganischen Substanzen sind experimentell auf ihre Wirkung, CxRP-Bildung zu stimulieren untersucht worden, so Aquaphor, eine Salbengrundlage (240), Mangansalze, Sulfate, Gold- und Kupfersalze (90, 92). Indische Tusche, Trypanblau, Thorotrast und FREUNDsches Adjuvans (240) stimulieren die Bildung von CxRP beim Kaninchen, wenn sie parenteral zugeführt werden. Bei wiederholten Gaben dieser Salze ist die CxRP-Bildung immer etwa gleich, außer bei Thorotrast und bei Mangansalzen (92, 240). Das wird auf eine Blockade des Bildungsortes von CxRP, des retikuloendothelialen Systems zurückgeführt. Einfache NaCl-Lösung kann die Bildung von CxRP bei parenteraler Injektion hervorrufen, wenn aber pyrogenfreies Wasser zur Lösung des NaCl verwandt wird, kommt es nicht zur CxRP-Bildung (90). Es gibt individuelle Unterschiede bei der Stimulation der CxRP-Bildung durch anorganische Substanzen. So fand HEDLUND (90), daß einzelne Kaninchen immer mit etwa dem gleichen Titer auf die Injektion von anorganischen Salzen reagieren, einzelne aber keine Reaktion zeigten, während z. B. bei Injektion von Typhus-Vaccine alle untersuchten Kaninchen mit CxRP-Bildung reagierten.

Weil beim Menschen CRP stets bei fieberhaften Zuständen gefunden wurde, untersuchte HEDLUND (90) Kaninchen, deren Körpertemperatur im Brutschrank artefiziell erhöht worden war und fand, daß $6^{1}/_{2}$stündige Erwärmung auf 37° bei 7 von 8 Kaninchen zur Bildung von CxRP führte. Das Kaninchen, daß keine CxRP-Bildung nach artifizieller Erwärmung zeigte, blieb auch bei Wiederholung des Versuches negativ, obgleich die Körpertemperatur, entsprechend den bei den übrigen Kaninchen gefundenen Werten erhöht war.

Injektion eines Aminosäuren-Präparates führte bei der Hälfte der Kaninchen zur Bildung von CxRP, Injektion von Peptonen bei zwei Drittel der untersuchten Tiere. Bei Injektion von mit Pepsin aufgespaltenen Gewebssuspensionen reagierten die Kaninchen mit CxRP-Bildung besonders bei Herz-, Lungen- und Milzgewebe, weniger oder nicht bei Injektion von Nieren-, Muskel- oder Lymphgewebe (90). Injektion von Eigenblut in pyrogenfreier Na-Citratlösung führte nicht zur Bildung von CxRP, ebensowenig wie die Injektion von Omnadin. Auch nach Injektion gewaschener Leukozyten oder Lymphozyten bildete sich kein CRP. Auch bei artifiziellen Hautläsionen wird CxRP gebildet. HEDLUND (90) setzte bei Ratten und Kaninchen nach Rasur eines kleinen Hautbezirkes eine Frostläsion durch Exposition einer Hautstelle von 2 cm Durchmesser mit Kohlensäureschnee für 30 sec. Fast bei allen Tieren war am 2. bzw. bei einem am dritten Tag nach der Frostschädigung CxRP in niedrigem Titer nachweisbar. Bei Sekundärinfektion der frostgeschädigten Haut bildet sich erneut CxRP, auch wenn es zuvor nicht mehr nachweisbar war.

2. Untersuchungen beim Menschen

Auch beim Menschen führt die parenterale Injektion von Mangansalzen, Sulfaten Goldsalzen, wie sie in bestimmten Verbindungen als unspezifische Reiztherapie verwandt werden, zu Induktion der CRP-Bildung [HEDLUND (90, 92)]. Die Titer sind allerdings bei Verwendung von anorganischen Substanzen niedriger als z. B. bei Verwendung von Typhus-Vaccine, die mit großer Sicherheit die CRP-Bildung beim Menschen stimuliert [ANDERSON und MCCARTY (7), STOLLERMAN, GLICK und ANDERSON (214)]. Bei artifizieller Temperaturerhöhung fand HEDLUND (90) beim Menschen keine CRP-Bildung. Auch nach Bluttransfusionen fand HEDLUND (92) kein CRP im Blut der Empfänger, im Gegensatz zu KNIGHTS und Mitarb. (111, 112). Letztere Autoren fanden allerdings CRP im Serum von Empfängern, die Schüttelfröste nach der Infusion hatten, meist am 3. und 5. Tag nach der Infusion. Sie vermuten, daß es sich um eine sogenannte „nicht-hämolytische Transfusions-Reaktion der Empfänger" handelt, „die möglicherweise eine Art von Immunreaktion repräsentiert".

Sterile operative Eingriffe können die Bildung von CRP hervorrufen [CARLENS (42), RAPPORT u. Mitarb. (178)]. Sie müssen aber eine gewisse Ausdehnung haben. Einfache Punktionen wie Herzpunktionen oder Peritonealpunktionen beim Kaninchen führen nicht zur Bildung von CxRP, wohl aber in den Fällen, bei denen Komplikationen auftreten, z. B. Pleura- oder Herzbeutelhämorrhagien.

3. Zeitliche Verhältnisse der CRP-Bildung

Nach Injektion von Typhus-Vaccine fanden STOLLERMAN u. Mitarb. (214) CRP 6–12 Std. nach einer einmaligen Gabe. Nach Operationen fanden es BJÖRNESJÖ u. Mitarb. (23) 12–18 Std. später, CARLENS u. Mitarb. (42) 24 Std. danach, RAPPORT u. Mitarb. (178) ebenfalls in der Regel 24 Std. post operationem. Nach Myokardinfarkten läßt sich die Latenzzeit bis zum Auftreten von CRP ebenfalls gut bestimmen, weil der Myokardinfarkt, ebenso wie ein operativer Eingriff, zeitlich in der Regel sehr genau zu bestimmen ist. HEDLUND (90) fand CRP beim Myokardinfarkt nach frühestens 8 Std. LAUBINGER und PRIEST (122) geben durchschnittlich 24 Std. beim Infarkt als Latenzzeit für das Erscheinen von CRP im Blut an. Auch nach Röntgenexposition findet man bei Tieren in der Regel 24 Std. nach der Bestrahlung CxRP im Blut. Bei experimentellen Untersuchungen (214) z. B. nach Injektion von Typhus-Vaccine tritt in der Regel 12–24 Std. post injectionem CRP im Blut auf. Die früheste Zeit des Auftretens von CxRP fand HEDLUND (90) mit 6 Std. bei einem Kaninchen nach artifizieller Überwärmung.

Bei Erkrankungen oder Experimenten, die zur Bildung von CRP führen, ist nach dem bisher gesagten frühestens 12–15 Std. nach Einwirkung der Schädigung mit der Anwesenheit von CRP im Blut zu rechnen. Wenn 24 Std. nach Einwirkung der Schädigung noch kein CRP im Blut nachweisbar ist, ist in der Regel nicht mehr mit der CRP-Bildung zu rechnen, es sei denn, die Schädigung ist sehr geringfügig, dann kann auch noch später CRP im Blut nachweisbar werden. Das Erscheinen des CRP nach einer gewissen Latenzzeit spricht dafür, daß es nicht präformiert im Organismus vorhanden ist, sondern daß es von bestimmten Zellen gebildet wird (178).

VI. Die klinische Bedeutung des C-reaktiven Proteins

1. Allgemeines

Es geht aus dem vorstehenden Teil „Experimentelle Untersuchungen zur Stimulation der CRP-Bildung" hervor, daß organische und anorganische Substanzen verschiedenster Struktur in der Lage sind, die Bildung von CRP anzuregen. In der Klinik treffen wir ähnliche Verhältnisse an. Auch hier wird CRP bei vielen Krankheitszuständen nachweisbar, die ätiologisch nichts miteinander zu tun haben. Man wird an die Bedingungen der Entzündung erinnert. Wie bei der Entzündung steht auch bei der Bildung des CRP einer Vielfalt von Schädigungsmöglichkeiten, die einen Organismus treffen können, eine Monotonie der Reaktion dieses Organismus gegenüber. Wenn auch Erregerart oder chemische Struktur einer toxischen Substanz den Entzündungsablauf beeinflussen können und so zur Bildung einer mehr oder weniger spezifischen Entzündungsreaktion oder zur Bildung eines mehr oder weniger spezifischen Entzündungsgewebes führen können, so ist im Prinzip die Reizantwort eines Organismus auf eine Schädigung in der akuten Phase immer die gleiche. Der Unterschied ist wohl mehr quantitativer als qualitativer Art. Mit anderen Worten, die Akuität der Schädigung beeinflußt die Reaktion des Organismus. Wahrscheinlich entwickeln aus diesem Grunde spezifische Entzündungen ein spezifisches Entzündungsgewebe. In der akuten Phase unterscheidet sich aber die entzündliche Reaktion, die das Tuberkulose-Bakterium z. B. hervorruft, nicht von der Entzündungsreaktion banaler Erreger, wie z. B. Huebschmann[*]) bei seinen Tuberkulose-Studien zeigen konnte. Die Spezifität in der Reizantwort des Organismus tritt erst nach Ablauf der akuten Phase in Erscheinung, dann, wenn immunologische oder allergische Prozesse zur Bildung spezifischer Antikörper geführt haben. Diese „spezifische" Spätreaktion auf entzündliche Reize hat weniger mit der akuten Beseitigung und Überwindung der Schädigung zu tun, als mit der Verhinderung von Reinfektionen. Daß diese spezifische Spätreaktion nicht immer zu einer Immunität, sondern gelegentlich auch zur Allergie führen kann, ist eine andere Frage. Grundsätzlich ist aber die akute Reaktion des Organismus auf entzündliche und toxische Schäden zu unterscheiden von der später erfolgenden Entwicklung einer Immunität oder Allergie. Die Reizantwort des Organismus auf den akuten Schaden ist unspezifisch, die nach Überwindung des Schadens entstehende Immunität oder Allergie ist spezifisch.

Ordnen wir das Erscheinen von CRP bei Erkrankungen in diese zeitlichen Verhältnisse ein, so gehört es ohne Zweifel der akuten, unspezifischen Phase der Reizant-

---

*) Huebschmann, P.: Pathologische Anatomie der Tuberkulose (Springer Berlin 1928).

wort des Organismus an. Schon der gleichsinnig mit C-reaktives Protein verwendete Name „akute Phase Protein" weist auf die zeitlichen Verhältnisse hin. Da die akute Phase der Abwehrreaktion eines Organismus unspezifisch ist, ist es nicht überraschend, daß das Auftreten von CRP in weitestem Sinne in der akuten Phase unspezifisch ist. Aus dem zuvor gesagten geht mit genügender Sicherheit hervor, daß das CRP kein Antikörper ist, obgleich es wahrscheinlich ist, daß Gewebe, die die Antikörper bilden, auch CRP bilden können (90, 92, 154). Anders wird man es sich kaum erklären können, daß z. B. Tiere, die gute Antikörper-Titer liefern, auch gute CRP-Bildner sind. Hier bestehen also doch Beziehungen zwischen „akuter unspezifischer Abwehrphase" und „immunologischer oder allergischer spezifischer Spätreaktion".

Man wird der Bedeutung des C-reaktiven Proteins wohl am ehesten gerecht, wenn man es als „Entzündungsprotein" bezeichnet. Sehr wahrscheinlich hat das CRP auch für den Ablauf von Entzündungen eine patho-physiologische Bedeutung, denn WOOD (239) fand, daß das CRP in physiologischer Konzentration die Migration der Leukozyten stimuliert. Welche Beziehungen das CRP zu den Entzündungssubstanzen MENKINS (144) hat, ist noch nicht untersucht worden. Als „Entzündungsprotein" ist das CRP auch dadurch charakterisiert, daß es – intrakutan injiziert – Entzündungen hervorruft, und daß es bei intravenöser Injektion die Bildung von CxRP, d. h., die Bildung einer Entzündungssubstanz hervorruft (246). Experimentelle und klinische Untersuchungen zeigen, daß jede Entzündung, gleich ob lokal oder allgemein, zu Rückwirkungen generalisierter Art führt, die in einer Änderung der Blutbeschaffenheit ihren Ausdruck finden. Mit der Entdeckung des C-reaktiven Proteins ist eine genau definierte Substanz gefunden worden, die für die Änderung der Blutbeschaffenheit mitverantwortlich ist. Sicher ist das nur der Beginn einer Entwicklung, die zur Biochemie und Immunologie der Entzündung führt, und es sind schon heute eine Reihe anderer Plasmabestandteile bekannt, die ebenso wie das CRP die akute Phase von Krankheitszuständen charakterisieren.

In der Klinik gibt es eine Reihe von Untersuchungsmethoden, die Aufschluß über den Verlauf der akuten Phase geben. Im klinischen Test muß deshalb der CRP-Nachweis mit diesen Methoden konkurrieren. Für die Beurteilung der klinischen Bedeutung des CRP-Nachweises ist deshalb die Frage zu beantworten, welche Vorteile er gegenüber anderen eingeführten Methoden bietet. Dabei sind folgende Gesichtspunkte zu berücksichtigen:

1. Der CRP-Nachweis ist unspezifisch, d. h. das Erscheinen von CRP im Blut weist auf eine entzündliche Reaktion des Organismus hin, sagt aber nichts über deren Ursache aus. Es verhält sich hier gegensätzlich zu den Antikörpern, die in der Klinik die Differentialdiagnose der Infektionskrankheiten z. B. in Form der Komplement-Bindungs-Reaktion bei der Lues oder den Agglutinationen bei der Typhus- und Paratyphusgruppe häufig erst ermöglichen.

2. Die Unspezifität des CRP-Nachweises erfordert für seine Bedeutung bei klinischen Untersuchungen einen Vergleich mit anderen unspezifischen Entzündungsindikatoren, wie z. B. der Blutkörperchen-Senkung-Geschwindigkeit (BSG), der Leukozytose, dem Fieber, der α-2-Globulinvermehrung usw.

3. Für die zeitliche Abgrenzung der akuten Phase ist die Empfindlichkeit und Schnelligkeit der Reaktion von Bedeutung und hier wieder der Vergleich mit anderen Entzündungsindikatoren erforderlich.

4. Schließlich ist für die klinische Routine-Untersuchung die Einfachheit des Nachweisverfahrens von Bedeutung. Nur ein Test, der sich im technischen Aufwand nicht wesentlich von der BSG unterscheidet, wird mit diesem einfachen Nachweisverfahren konkurrieren können. Hier ist es von Bedeutung, ob mit dem CRP-Test sicherere Aussagen möglich sind, als z. B. mit der BSG.

Die Unspezifität des Auftretens von CRP zeigt sich beim Menschen darin, daß es bei einer großen Zahl von Erkrankungen verschiedenster Ätiologie erscheint. Seine Bedeutung hat es aber gerade deshalb, weil es beim Gesunden nicht nachweisbar ist. Deshalb bedeutet die Auffindung von CRP im Serum, daß ein pathologischer Prozeß besteht. Es eignet sich also unter bestimmten Voraussetzungen zur Differentialdiagnose funktioneller Zustände, wenn eine Abgrenzung der Beschwerden gegenüber Erkrankungen erforderlich ist, die mit dem Auftreten von CRP im Serum einhergehen, z. B. ist eine Unterscheidung von funktionellen, koronarspastischen Beschwerden und Infarzierungen möglich.

Für die Diagnose und den Verlauf der Pneumonie, bei der es zuerst von TILLETT und FRANCIS (1930) entdeckt wurde, hat es keine Bedeutung erlangt. Die größte klinische Bedeutung hat das CRP wohl in der Feststellung der Akuität eines rheumatischen Prozesses und in der Diagnose des Herzinfarktes und seines Verlaufes.

2. Die Bedeutung des CRP bei rheumatischen Erkrankungen

Die Bestimmung des CRP ist wahrscheinlich der feinste Indikator für die Feststellung der rheumatischen Aktivität eines Krankheitsprozesses, den wir bis heute kennen. Diese Meinung von ANDERSON und MCCARTY (4) ist von den meisten Untersuchern des CRP bei rheumatischen Erkrankungen bestätigt worden (4, 5, 6, 9, 14, 28, 29, 36, 39, 43, 48, 49, 51, 60, 62, 66, 86, 87, 100, 102, 110, 113, 119, 123, 132, 138, 140, 141, 142, 143, 147, 150, 151, 162, 171, 174, 176, 186, 189, 194, 203, 204, 205, 213, 214, 217, 218, 219, 221, 223, 224, 229, 243, 244, 250, 253). Dabei gibt es wohl keinen prinzipiellen Unterschied zwischen akuter Polyarthritis (rheumatic fever) und primär oder sekundär chronischer Polyarthritis (rheumatoid arthritis), wie es HILL (101, 102) zunächst gefunden hatte. Als erster hatte ASH (11) CRP mit dem C-Polysaccharid-Präzipitationstest bei rheumatischen Erkrankungen entdeckt. Wenn bei Polyarthritis kein CRP im Serum der Pat. nachweisbar ist, so spricht das für einen inaktiven oder ruhenden Prozeß. Selbst wenn klinische Symptome der Aktivität, die nichts mit den lokalen Gelenksymptomen zu tun haben, auftreten, ist das CRP negativ, d. h. der rheumatische Prozeß gemessen an der Entzündungsaktivität der Gelenke ruht. Die Chorea, das Erythema marginatum, das Erythema nodosum sind nicht vom Erscheinen des CRP im Serum begleitet. Selbst wenn typische Erythema nodosum Knoten in der Haut bzw. Subcutis auftreten, ist dieses als Symptom rheumatischer Aktivität gewerte Zeichen nicht vom Erscheinen von CRP begleitet (213). Auch im

Intervall zwischen der Streptokokken-A-Infektion und dem Ausbruch des rheumatischen Fiebers ist kein CRP im Serum (213). Das Auftreten von CRP geht danach der Aktivität der Gelenkerscheinungen weitgehend parallel, nicht aber den klinischen Begleitsymptomen des Rheumatismus.

Wie bei spontaner Inaktivität eines rheumatischen Prozesses verschwindet das CRP unter wirksamer Behandlung (22, 152, 123, 140, 141, 176, 189, 203, 213, 253). Die Behandlung mit Salizylaten, Cortison und ACTH selbst unterdrückt die Bildung von CRP nicht, STOLLERMAN u. Mitarb. (1954) (214), sowie HEDLUND, FRISK und BUCHT (87). Diese Autoren fanden, daß Typhus-Vaccine i.v. und i.m. die Bildung von CRP stimuliert und daß die Bildung von CRP nach solcher Stimulation nicht durch die Gabe wirksamer antirheumatischer Medikamente verhindert werden kann. Es fand sich keine signifikante Änderung in Zeitpunkt, Intensität und Dauer des CRP im Serum nach Gabe von Thyphus-Vaccine, wenn diese Pat. zuvor mit Cortison, ACTH oder Salizylaten behandelt worden waren. Ähnliche Resultate wurden bei experimentellen Untersuchungen an Kaninchen erzielt, denen subcutane Injektionen von lebenden Pneumokokken verabfolgt wurden. Auch hier konnte die Bildung des CRP nicht durch vorherige Gabe von Cortison, ACTH oder Salizylate verhindert werden. Es ist danach sicher, daß das Verschwinden des CRP im Blut während der antirheumatischen Therapie nicht direkt von der Gabe von ACTH, Cortison oder Salizylaten abhängt, sondern eine Folge der Unterdrückung des rheumatischen Prozesses selbst ist. Auch wenn das auf CRP zu untersuchende Serum zuvor mit Cortison, ACTH oder Hydrocortison gemischt wird, kann die CRP-CRP-Antiserum-Reaktion nicht verhindert werden (195).

Das Verhalten von BSG und CRP ist in der Regel gleichsinnig. Viele Autoren stimmen aber darin überein, daß das CRP schneller und empfindlicher reagiert als die BSG, Abb. 10-12. Abb. 13 zeigt Beziehungen zwischen dem Heparin-Präzipitationstest und dem CRP bei akuter Polyarthritis. Das Verhalten klinischer Befunde und

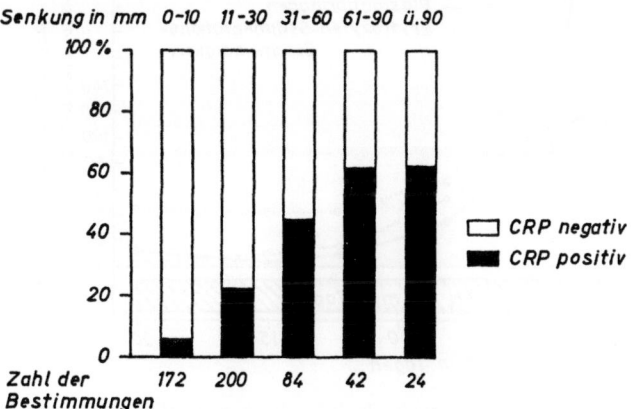

Abb. 10. Verhalten von Blutkörperchen-Senkungs-Geschwindigkeit und CRP beim Rheumatismus, nach VEST u. MARTI (232)

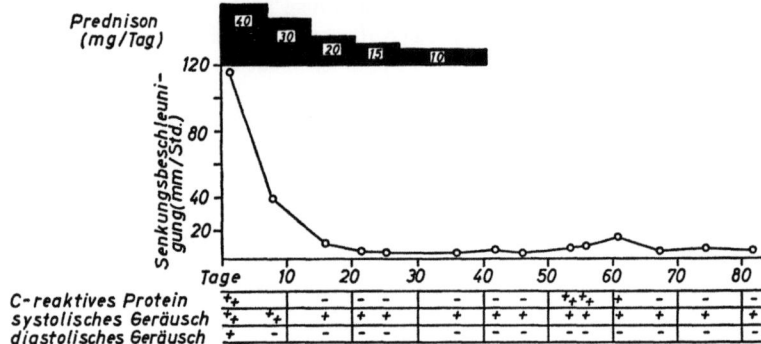

Abb. 11. Das Verhalten des C-reaktiven Proteins in einem Fall von akuter rheumatischer Karditis unter Behandlung mit Prednison, nach Eastham u. M. (54)

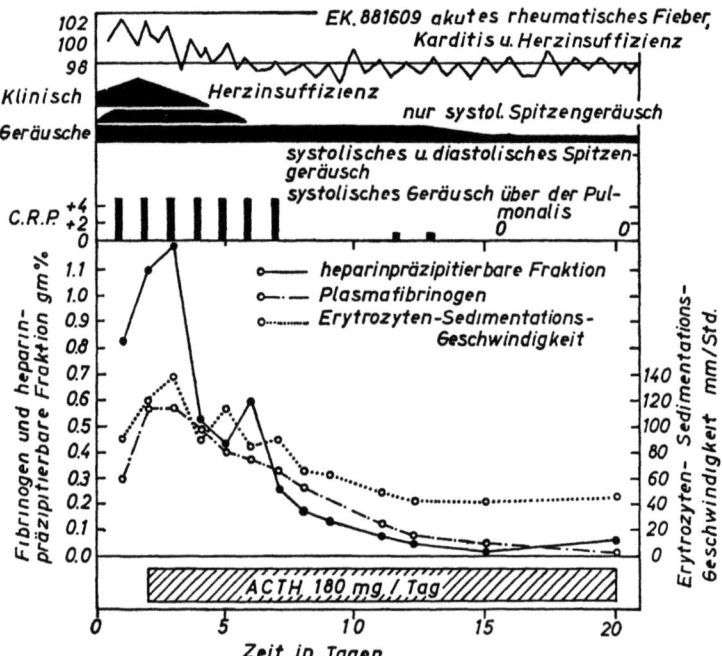

Abb. 12. Klinischer Verlauf und Laborbefunde bei schwerem akutem rheumatischem Fieber mit Karditis und Herzinsuffizienz bei einem 12jährigen Mädchen. Nach Smith, R. T. (207)

Serumreaktionen in einem Fall von akuter Polyarthritis mit Herzbeteiligung zeigen die Abb. 11 und 12.

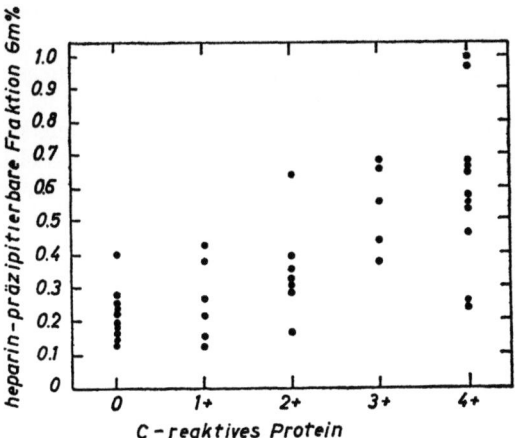

Abb. 13. Beziehungen zwischen Heparin-präzipitierbarer Fraktion und CRP bei akuter Polyarthritis [nach SMITH (207)]

3. Die Bedeutung des CRP beim Myokardinfarkt

Das CRP ist ein sehr sensibler, aber unspezifischer Test. Es ist deshalb im Einzelfall nicht einfach zu entscheiden, welche Ursache die Bildung des CRP hervorgerufen hat. Das kann zu beträchtlichen Schwierigkeiten in der Interpretierung von CRP-Befunden führen. In der Klinik müssen deshalb verschiedene mögliche Ursachen für die Bildung des CRP berücksichtigt, bzw. ausgeschlossen werden, bevor die richtige Quelle gefunden wird. Diese Überlegungen gelten auch für die Interpretierung von CRP-Befunden beim Myokardinfarkt. HEDLUND (1947) (89) hat als erster eine größere Zahl von Myocardinfarkten untersucht und die Bestimmung des CRP mit Senkung, Leukozytenzahl, Temperatur und Blutzucker verglichen. Er fand, daß die CRP-Bestimmung sicherere Aussagen über das Vorliegen eines Infarktes machen kann, als die anderen Untersuchungen. Diese Untersuchungen stimmen mit denen von ROANTREE und RANTZ (185) überein, die bei 24 Pat. mit kurz zurückliegendem Infarkt regelmäßig CRP im Serum dieser Pat. nachweisen konnten. In einer späteren Untersuchung teilt HEDLUND (1961) (90) mit, daß 17% der Pat. mit den klinischen Zeichen des Infarktes keine typischen Ekg-Veränderungen hatten. Bei 5 dieser Pat. ohne typische Ekg-Veränderungen (16%) deckte der autoptische Befund einen Myokarinfarkt auf. Alle 5 Pat. hatten positive Kapsel-Schwellungsreaktionen, d. h. CRP im Serum und bei der Autopsie frische Infarzierungen. HEDLUND (90) hat das Auftreten von CRP mit Temperatur über 38°, Leukozytenzahl über 10000, Blutzucker über 120 mg% verglichen und gefunden, daß bei infarktverdächtigen Pat. das CRP viel häufiger positiv ist als die anderen Laboruntersuchungen über dem Normwert liegen. HEDLUND (90) ist deshalb der Ansicht, daß bei echter Infarzierung des

Myocards auch CRP im Serum nachweisbar ist. Diese Ansicht ist von vielen Nachuntersuchern bestätigt worden (57, 72, 89, 91, 108, 118, 119, 120, 121, 122, 125, 131, 167, 184, 234). LAUBINGER und PRIEST (122) fanden bei 59 Pat. mit transmuralem Infarkt nicht in allen Fällen CRP schon am 1. und 2. Tag nach dem Infarkt. Während des 3.–8. Tages ist es jedoch stets nachweisbar. Im Durchschnitt fanden sie, daß die SGO-Transaminase und die Leukozytose am 2. Tag nach dem Infarkt am ausgeprägtesten ist, während das CRP am 3. Tag nach dem Infarkt am höchsten ist, dann aber während der 1. Woche fast auf dem gleichen Niveau bleibt. Die Senkung reagiert langsamer (Abb. 14–16). Die SGO-Transaminase-Bestimmung ergänzt damit

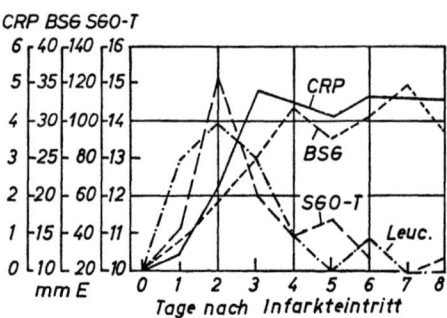

Abb. 14. Durchschnittswerte für CRP, SGO-T, BSG und Leukozytenanzahl in den ersten 8 Tagen nach akutem transmuralem Myokardinfarkt (CRP in mm/ 1 Std., SGO-T in Einheiten. Leukozytenzahl – WBZ in 1000/mm³), nach LAUBINGER u. PRIEST (122)

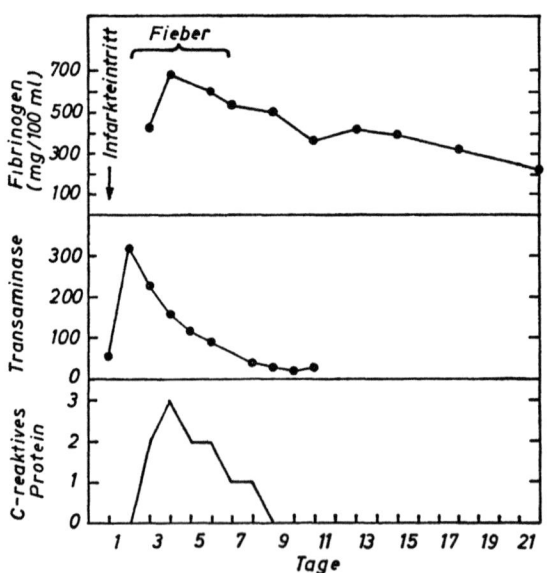

Abb. 15. Die Veränderungen der Blutspiegel in Fibrinogen C-reaktives Protein und Transaminase beim Myocardinfarkt, nach PHEAR u. STIRLAND (167)

den CRP-Nachweis beim Herzinfarkt. Darüber hinaus ist es wahrscheinlich, daß das CRP nicht als direkte Folge der Myokardnekrose auftritt, sondern erst etwas später als Ausdruck der begleitenden Entzündung entsteht. Für die Beurteilung des Verlaufes ist das CRP der BSG sicher überlegen. Bei komplikationslosem Verlauf des Infarktes geht es rascher zurück als die BSG. In der Regel ist es in der 2. bzw. 3. Woche nicht mehr nachweisbar. Wenn es dann noch vorhanden ist, deutet es auf das Vorliegen von Komplikationen hin [LAUBINGER und PRIEST (122) u. a.].

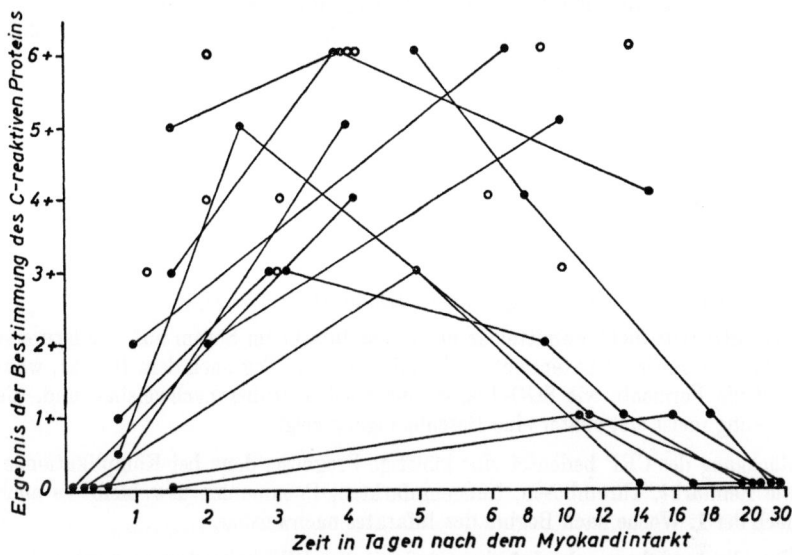

Abb. 16. Ergebnis der Bestimmung des C-reaktiven Proteins bei 24 Fällen von Myokardinfarkt. Offene Kreise bezeichnen eine einzige Beobachtung, geschlossene Kreise Serienbeobachtungen, nach ROANTREE u. RANTZ (185)

Eine große Bedeutung hat die Bestimmung des CRP sicher zur Klärung der Differentialdiagnose: schwere Angina pectoris oder Myokardinfarkt. Es herrscht nahezu völlige Übereinstimmung bei allen Untersuchern, daß CRP nur bei Infarzierung des Myokards auftritt, nicht aber bei Koronarinsuffizienz. Nur GOLDNER und MEADOR (72) fanden auch CRP bei schwerer Angina pectoris. Es ist dabei aber stets zu fragen, ob wirklich andere Ursachen für gleichzeitig bestehende Entzündungen genügend sicher ausgeschlossen wurden. Wenn charakteristische Q-Zacken und S-T-Erhebungen im Ekg vorhanden sind, ist der CRP-Nachweis für die Herzinfarktdiagnose selbst überflüssig, denn die Ekg-Symptome sind spezifisch und das CRP ist unspezifisch. In einem solchen Fall ist die Bestimmung des CRP nur für den Verlauf von Bedeutung, denn es zeigt schneller und sicherer Komplikationen bzw. Reinfarkte an, KROOP und SHAKMAN (1957) (121). Die BSG ist hierfür sehr viel weniger geeignet, denn sie reagiert viel langsamer und bleibt z. B. auch nach Besserung des Infarktes noch lange erhöht.

Auch KROOP und SHAKMAN (121) sind der Meinung, daß funktionelle koronarspastische Beschwerden und irreversible Schädigungen des Myocards mit dem CRP-Test unterschieden werden können. Die Schwierigkeit ist dabei allein die, mit genügender Sicherheit andere Ursachen für das Auftreten von CRP auszuschließen. Wie HEDLUND, fanden auch KROOP und SHACKMAN, daß z. B. unkomplizierte peptische Ulcera, chronische Cholezystitis und Cholelithiasis und Hiatushernie, obgleich dabei Anginapectoris Beschwerden auftreten können, nicht zur Bildung von CRP führen.

Über Umfang, Schwere und Ausdehnung des Herzinfarktes ist aus dem Ergebnis der CRP-Bestimmung keine Aussage zu erwarten [HEDLUND (1961)] (90).

Fassen wir die Bedeutung des CRP-Nachweises für die Diagnose des Herzinfarktes zusammen, so ergibt sich:

1. Durch den Nachweis von CRP ist eine Differentialdiagnose zwischen koronarspastischen Beschwerden und Infarzierung des Myokard möglich, wenn dabei andere Entstehungsmöglichkeiten von CRP ausgeschlossen werden können.

2. Das Auftreten von CRP ist ein zuverlässigeres Begleitsymptom des Infarktes als z. B. Senkungsbeschleunigung, Fieber, Leukozytose und Hyperglykämie.

3. Das CRP tritt nicht unmittelbar nach dem Infarkt im Serum auf, sondern erst nach einer gewissen Latenzzeit, meist am 2. oder 3. Tag nach dem Infarkt, während die Fermente wie SGO-Transaminase schon früher nachweisbar sind, die Senkung meist erst später eine Beschleunigung zeigt.

4. Rückgang des CRP bedeutet eine günstige Prognose, denn bei Komplikationen, wie Reinfarkt, Thrombosen, Lungeninfarkten, Pneumonien usw. bleibt es auch nach der 1. Woche nach Beginn des Infarktes nachweisbar.

5. Über die Ausdehnung des Infarktes sind mit dem CRP keine Aussagen möglich.

6. Es gibt Fälle, in denen das CRP den Herzinfarkt zuverlässiger anzeigt, als z. B. das Ekg (CRP ist in 88–100% der Fälle von Herzinfarkt nachweisbar), das Ekg fand HEDLUND (90) aber in 17% der Fälle mit sicherem Herzinfarkt nicht pathologisch verändert.

7. Aus einem Untersuchungsergebnis ist kein definitives Resultat möglich, denn Zeitpunkt des Auftretens und Verschwindens von CRP ist individuellen Schwankungen unterworfen.

8. Auch die Herzinsuffizienz oder die Dekompensation des Kreislaufs kann von Auftreten des CRP begleitet sein. Allerdings ist das wohl ein seltenes Ereignis, denn HEDLUND (90) konnte nur drei sichere Fälle nachweisen. In der Regel muß bei kardialer Dekompensation mit Komplikationen gerechnet werden, die selbst zur Bildung von CRP führen, wie Thrombosen, Pneumonien, Embolien usw.

4. CRP bei anderen Herzkrankheiten

Während die Bestimmung des CRP beim Herzinfarkt sicher für die Klinik dieser Erkrankung eine Bedeutung hat, ist die Bestimmung von CRP bei anderen Herzkrankheiten nur von theoretischem Interesse. Eine Ausnahme von dieser Regel macht wohl nur die *rheumatische Karditis*. Bei florider rheumatischer Karditis ist in der Regel CRP im Serum nachweisbar (54, 59, 122, 151). Allerdings gibt es eine Reihe von Fällen mit rheumatischer Karditis und bioptisch nachgewiesenen Aschoffschen Knötchen in der Vorhofsmuskulatur, die kein CRP im Serum hatten (54, 59). Elster und Wood (59) meinen, in diesen Fällen ist der rheumatische Prozeß nicht aktiv genug, um eine CRP-Reaktion im Serum zu geben. Die Aktivität des rheumatischen Prozesses dürfte in diesen Fällen entsprechend gering sein. Auch bei *Stauungsinsuffizienz* des Herzens kann CRP im Blut nachweisbar sein (36, 57, 83, 152, 185, 253). Roantree und Rantz (185) sind allerdings der Meinung, daß bei Stauungsinsuffizienz des Herzens das Erscheinen von CRP doch auf Komplikationen zurückzuführen sei, wie z. B. nicht entdeckte Thrombosen und Embolien, und daß die Herzinsuffizienz allein nicht zur Bildung von CRP führt. Andere Autoren wie (54, 59, 122) sind derselben Ansicht. Elster u. Mitarb. (57) und Hedlund (90) fanden aber doch bei offensichtlich unkomplizierten Stauungsinsuffizienzen (3 Fälle von Hedlund wurden autoptisch untersucht) CRP im Serum, so daß Elster u. Mitarb. (57) schließen, daß ihre Befunde bei unkomplizierter Stauungsinsuffizienz die differentialdiagnostische Brauchbarkeit des CRP-Testes einschränken.

Von Dotzauer (1959) (53) wurden CRP-Tests im Leichenblut durchgeführt und eine größere Zahl von Fällen mit akutem Herztod untersucht. Der CRP-Nachweis macht hier Aussagen über die Dauer der zum Tode führenden Erkrankung möglich. So fand sich bei großen Koronarverschlüssen, die akut zum Tode führten, kein CRP im Leichenblut. Wenn CRP nachweisbar ist, so spricht das, auch bei scheinbar akutem Herztod, doch für eine gewisse Dauer der zum Tode führenden Erkrankung vor dem Exitus.

5. Die Bedeutung des CRP bei Lebererkrankungen

Bei der Hepatitis epidemica ist das CRP nicht von allen Untersuchern gefunden worden. Als erste berichteten Havens, Eichman und Knowlton (85) über negative Ergebnisse bei der Hepatitis. Sie wandten allerdings den Präzipitationstest mit C-Polysaccharid an, der nur $1/10$ der Empfindlichkeit des CRP-Antiserum-Tests hat, so daß ihre negativen Resultate dadurch erklärt werden könnten. Yocum und Doerner (248) hatten allerdings auch bei 18 Fällen negative Resultate mit dem CRP-Antiserum-Test. Anderen Autoren gelang aber in einem Prozentsatz von ca. 50 der CRP-Nachweis bei der Hepatitis epidemica (67, 89, 90, 111, 185, 202, 232, 248). Die umfangreichsten Untersuchungen wurden von Hedlund (89, 90) mit der Kapselschwellungs-Reaktion durchgeführt, die genauso empfindlich ist wie der CRP-Antiserum-Test. In 50% der Fälle hatte Hedlund ein positives Resultat, sowohl in der präikterischen, wie in der ikterischen Phase der Hepatitis. Bei älteren Pat.

ist der CRP-Test häufiger positiv, weil die Hepatitis in der Regel bei den älteren Pat. schwerer verläuft und häufiger mit Komplikationen einhergeht. Diejenigen Fälle, bei denen für längere Zeit CRP im Serum nachweisbar war, waren in der Regel auch länger ikterisch. HEDLUND verglich den CRP-Test mit Bilirubin im Serum, Galaktose-Test, Bromsulphtalein-Test und Thymol-Trübungs-Test und beobachtete die größten Differenzen in den Ergebnissen zwischen dem für besonders leberspezifisch gehaltenen Bromsulphalein-Test und dem CRP. In der Regel fanden sich aber recht gute Übereinstimmungen für die Beurteilung der Schwere der Hepatitis bzw. für deren Verlaufsdauer in allen 4 Tests.

Einen gewissen diagnostischen Wert hat die CRP-Bestimmung nach HEDLUND (90) auch für die Differentialdiagnose der Leber- bzw. Gallenwegserkrankungen. Bei der Hepatitis erreichen die CRP-Titer selten hohe Werte und in der Regel gehen die Titer rasch zurück. Bei Karzinomen der Gallenblase oder der Gallenwege und des Pankreas sind die Titer viel höher und zeigen keinen Rückgang. Unkomplizierte Steingallenblasen gehen nicht mit CRP im Serum einher, so daß hier das Auftreten von CRP für eine Begleitentzündung spricht.

6. Die Bedeutung des CRP bei verschiedenen Erkrankungen

Bei malignen *Tumoren* mit Metastasen ist in der Regel CRP im Blut nachweisbar (44, 78, 79, 105, 114, 126, 151, 163, 185, 205, 242, 248, 249).

Je nach Empfindlichkeit der Nachweismethode und nach Auswahl der Pat. schwankt der Prozentsatz der positiven und negativen Ergebnisse beträchtlich, KNIGHTS u. Mitarb. (111) fanden nur in 45% der Fälle mit malignen Tumoren CRP im Serum, GRAF und RAPPORT (78) in einem Drittel ihrer 216 Fälle hohe Titer, in einem weiteren Drittel niedrige Titer und in dem letzten Drittel kein CRP. Auch in Fällen mit sicheren Metastasen kann nach diesen Untersuchungen CRP fehlen. ROANTREE und RANTZ (185) und YOKUM und DOERNER (248) hatten in einem weit höheren Prozentsatz positive Resultate erzielt und ähnlich wie SHETLAR u. Mitarb. (205) gefunden, daß man einen lokalisierten Tumor von einem metastasierenden in etwa mit dem CRP-Test unterscheiden kann. GRAF und RAPPORT (78) halten es für möglich, daß das CRP bei Pat. mit malignen Tumoren nicht durch den Tumor selbst entsteht, sondern durch eine Begleitentzündung bei ausgedehnter Nekrose oder Infektion. Deshalb sei bei Lungenkarzinomen und Sarkomen das CRP wahrscheinlich weit häufiger pos. als bei anderen Tumoren. Unterschiede im Nachweisverfahren haben bei den unterschiedlichen Ergebnissen sicher große Bedeutung, so haben GRAF und RAPPORT (78), die mit der Komplementbindungsreaktion CRP nachwiesen, den unteren Grenzwert der Norm, bzw. den, von dem ab eine klinische Bedeutung zu erwarten ist, auf einem Äquivalent von 0,8 mm Präzipitatsäule eingestellt. Da Gewebszerstörungen immer mit CRP-Titern einhergehen, müssen bei Untersuchung von Tumor-Fällen therapeutische Eingriffe beachtet werden. Bei Leukämien fanden (185) in 7 Fällen CRP im Serum, (248) aber in drei Fällen kein CRP.

Beim Morbus Hodgkin erscheint CRP nach Übergang der lokalisierten Form des Paragranuloma in die disseminierte Form. Intensive Behandlung mit befriedigendem klinischem Resultat ist nicht am Verhalten des CRP zu kontrollieren, denn es bleibt bei der disseminierten Form der Lymphogranulomatose stets nachweisbar [WOOD u. Mitarb. (242)].

Nach Operationen erscheint CRP im Blut, in Abhängigkeit von der Schwere des Eingriffs (23, 90, 178). Der CRP-Titer geht aber nicht der Senkungsbeschleunigung parallel. Auch in der Schwangerschaft verhalten sich Senkungsbeschleunigung und CRP-Titer nicht gleichsinnig (207). Im letzten Drittel der Schwangerschaft findet man in etwa einem Drittel der Fälle CRP im Serum, unter der Geburt in mehr als der Hälfte, [ROZANSKY und BERCOVICI (188)]. Im Nabelschnurblut ist das CRP dagegen auch bei eindeutig positiven Schwangeren nicht nachweisbar. In nur einem von 71 untersuchten Fällen fanden ROZANSKY und BERCOVICI (188) CRP im Nabelschnurblut, hier aber als Folge einer Infektion beim Säugling. Das CRP wird danach nicht diaplacentar übertragen. Es kann aber offenbar sehr früh gebildet werden, offenbar früher als Antikörper. Im Gegensatz zum CRP wird das Antistreptolysin O diaplacentar übertragen. In allen 50 daraufhin untersuchten Fällen war es im Nabelschnurblut vorhanden und zwar meist in höherem Titer als bei den Müttern (188). Antikörper als reorientierte (normale) γ-Globuline sind diaplacentar übertragbar, das CRP als pathologisches neu gebildetes Protein kann dagegen die Placentaschranke nicht passieren. Auch in diesem Verhalten wird der Unterschied zu den Antikörpern deutlich. Ähnliche Resultate in der Gravidität liegen auch von (62, 158, 230) vor. Bei 110 Frauen fanden (230) in 17% während der Gravidität CRP im Serum, unter der Geburt wurden alle positiv. Alle Patientinnen mit CRP im Serum hatten eine beschleunigte Senkung, andererseits hatten von den Patientinnen mit beschleunigter Senkung nur ein Teil CRP im Serum. Bei unterbrochener Gravidität, auch bei spontanem Absterben des Fetus war regelmäßig CRP im Serum der Schwangeren nachweisbar (26). Bei extrauteriner Gravidität ist der CRP-Test stets positiv (145).

Auch bei tuberkulösen Erkrankungen findet man CRP im Serum. ROANTREE und RANTZ (185) fanden aber hier die Senkung für die Beurteilung der Aktivität zuverlässiger als den CRP-Test. YOCUM und DOERNER (248) fanden nicht bei allen TBC-Fällen CRP im Serum. Nur 2 ihrer 37 leichten Tuberkulosefälle und nur 50% der schweren Fälle waren CRP-positiv. Italienische Autoren berichten über mehr positive Resultate bei der Tuberkulose. Sie halten den Test auch zur Differentialdiagnose zwischen Tuberkulose und Silikose geeignet (37, 99, 179, 220).

Die folgenden Tabellen enthalten eine Übersicht über die Arbeiten, die die Anwendung des CRP-Testes in der Klinik zum Inhalt haben. In der ersten Tabelle sind die Arbeiten nach Erkrankungen geordnet, bei denen CRP nachweisbar ist oder der Nachweis untersucht wurde. Die zweite Tabelle enthält eine Zusammenstellung von Arbeiten, in denen der CRP-Test mit anderen Laboruntersuchungen verglichen wird.

Übersicht über die Arbeiten, die zur klinischen Bedeutung des C-reaktiven Proteins Stellung nehmen

1. Reihenuntersuchungen bei verschiedenen Erkrankungen: (25, 39, 47, 50, 69, 89, 148, 149, 184, 185, 210, 248, 250).

2. Rheumatismus:
   a) Diagnose und Aktivität: (4, 5, 6, 9, 28, 39, 43, 48, 49, 51, 55, 60, 62, 66, 86, 100, 101, 102, 113, 119, 132, 138, 142, 143, 147, 150, 151, 162, 171, 174, 176, 186, 189, 194, 195, 203, 204, 205, 207, 213, 217, 218, 219, 221, 223, 224, 229, 243, 244).
   b) Therapie: (4, 14, 28, 29, 36, 62, 87, 102, 110, 123, 140, 141, 142, 213, 214, 243, 250, 253).
3. Myokardinfarkt: (16, 24, 30, 39, 40, 62, 72, 89, 108, 109, 117, 118, 120, 121, 122, 167, 184, 185, 202, 210, 211, 234, 248, 250).
4. Tumoren: (27, 44, 78, 79, 114, 182, 191, 205, 242, 250).
5. Krankheiten im Kindesalter: (18, 64, 66, 67, 110, 147, 168, 174, 192, 212, 221, 232, 253).
6. Geburtshilfe und Gynäkologie:
   a) Schwangerschaft und Partus: (12, 26, 158, 188, 205, 230).
   b) Neugeborene und Nabelschnurblut: (12, 26, 158, 188, 205, 230).
   c) Gynäkologische Erkrankungen: (21, 145, 191).
7. Infektionskrankheiten: (11, 65, 216, 224).
   a) Streptokokkeninfekte: (9, 48, 173, 193).
   b) Tuberkulose: (21, 35, 38, 179, 205, 222, 254).
   c) Viruserkrankungen: (85, 88, 151, 185, 248).
   d) Silikotuberkulose: (137, 179).
   e) Pneumonien: (11, 127, 225).
   f) Lues: (220).
   g) Meningitis: (106, 209, 216, 233).
8. Operationen: (15, 42, 119, 149, 178).
9. Blutspender: (111, 112).
10. Morbus Hodgkin: (62, 163, 242, 250).
11. Paraproteinämische Erkrankungen: (71, 244, 250).
12. Leukämien: (163, 250).
13. Allergie und Asthma: (1, 107, 124, 208, 228).
14. Nierenerkrankungen: (105, 114).
15. Lebercirrhose: (62).
16. Alterserkrankungen: (109).
17. Herzinsuffizienz: (57).
18. Postkommissurotomie-Syndrom: (56, 58).
19. Rheumatische Herzerkrankungen: (16, 54, 55, 59).
20. Hautkrankheiten: (190, 247).

Arbeiten, die den C-reaktiven Proteinnachweis mit anderen Laboruntersuchungen vergleichen

1. Vergleich von C-reaktivem Protein-Test mit Senkung: (55, 58, 83, 100, 122, 148, 157, 162, 174, 189, 195, 206, 211, 217, 219, 222, 223, 232).
2. Vergleich von C-reaktivem Proteinnachweis mit der Diphenylaminreaktion: (47, 55, 100).
3. Vergleich von C-reaktivem Proteinnachweis mit Glycoproteinen (49, 162, 204, 205, 219).
4. Vergleich von C-reaktivem Proteinnachweis mit Mucoproteiden: (10, 23, 64, 204, 205).
5. Vergleich von C-reaktivem Proteinnachweis mit Elektrophorese (158, 174, 222, 223, 232, 243, 255).
6. Vergleich von C-reaktivem Proteinnachweis mit Serumlabilitätsproben: (151, 157, 232).
7. Vergleich von C-reaktivem Proteinnachweis mit Antistreptolysin-O-Titer: (17, 107, 158, 173, 174, 193, 217, 219, 223, 229).
8. Vergleich von C-reaktivem Proteinnachweis mit Fibrinogenspiegel: (103, 104, 105, 107, 174, 167).
9. Vergleich von C-reaktivem Proteinnachweis mit Serum-Fe und Cu: (151).
10. Vergleich von C-reaktivem Proteinnachweis mit Penn-Test: (182).
11. Vergleich von C-reaktivem Proteinnachweis mit Latex-Test: (100).
12. Vergleich von C-reaktivem Proteinnachweis mit proteingebundenen Hexosen und Glucosamin: (60).
13. Vergleich von C-reaktivem Proteinnachweis mit Sialsäurenachweis: (81, 229).
14. Vergleich von C-reaktivem Proteinnachweis mit Transaminase: (23, 30, 40, 72, 122, 149).
15. Vergleich von C-reaktivem Proteinnachweis mit Leukozyten: (151, 122).

VII. Diskussion und Zusammenfassung

Das C-reaktive Protein erscheint im Blut von Tier und Mensch in der akuten Phase verschiedenster pathologischer Zustände. Es wurde von TILLETT und FRANCIS (1930) (225) entdeckt durch seine Eigenschaft, bei Anwesenheit von Ca-Ionen mit dem somatischen C-Polysaccharid von Pneumokokken, ein Präzipitat zu bilden. Von dieser Reaktion hat es den Namen C-reaktives Protein. Da es nur in der akuten Phase von Pneumokokken-Infektionen nachweisbar war und nicht mehr nach deren Abklingen, wird es auch „akute Phase Protein" genannt. Beide Namen werden synonym verwendet.

In der Darstellung von reinem CRP geht man zweckmäßig nicht von CRP-haltigen Seren aus, sondern verwendet besser Exsudate der großen Körperhöhlen. Die Ausbeute ist dabei größer. Da das CRP häufig mit einer Lipoidkomponente assoziiert ist, diese aber für seine immunologischen Eigenschaften keine Bedeutung hat, sondern nur seine Löslichkeit beeinflußt, ist es erforderlich das Ausgangsmaterial zuerst mit Chloroform oder einem Alkohol-Äther-Gemisch in der Kälte zu behandeln. Danach kann das CRP mit der Albuminfraktion mit Na- oder Ammonsulfat bei 50–75% Sättigung ausgesalzt werden. Zur Dialyse ist Brunnenwasser besser geeignet als destilliertes Wasser, weil das CRP durch den Gehalt an Ca-Ionen im Brunnenwasser leichter präzipitiert. Von den übrigen Albuminen kann das CRP durch Präzipitation mit C-Polysaccharid getrennt werden. Das Präzipitat kann, nach mehrfachem Waschen, durch n/10 HCl oder Na-Citrat getrennt werden. Nach Neutralisation fällt das CRP aus, das durch Zentrifugieren gewonnen werden kann. Mehrfaches Wiederholen der einzelnen Schritte führt zu einem reinen CRP, das kristallisiert werden kann. Es hat einen isoelektrischen Punkt bei p_H 4,82, enthält 14,66% Stickstoff und keinen Phosphor. Da das C-Polysaccharid über 5% Phosphor enthält, ist das Fehlen von Phosphor im CRP ein Beweis dafür, daß alles C-Polysaccharid bei der Reindarstellung entfernt wurde (2, 133, 134, 139, 245).

Bei der Untersuchung der Zugehörigkeit des CRP zu einer bestimmten Eiweißfraktion liefern die verschiedenen Methoden verschiedene Ergebnisse. Nach seiner Fällbarkeit mit Na- oder Ammonsulfat und nach seinem isoelektrischen Punkt verhält sich das CRP wie ein Albumin. Bei der Elektrophorese wandert es mit den β- oder γ-Globulinen (31, 32, 82, 91, 169, 182, 245). Auch bei Anwendung der Immunelektrophorese streut das CRP-Präzipitat und liegt nicht immer an der gleichen Stelle (45, 62, 68, 76, 160, 198, 252). Die meisten Untersucher fanden es bei den β- oder γ-Globulinen oder zwischen diesen. Es verhält sich hier wie ein anderes ähnliches Immun-Globulin, das γ-X-Globulin, mit dem es verwandt ist (198). Nach der Sedimentationskonstante $S = 7,5$ ist das CRP ein γ-Globulin (175). Die elektrophoretische Wanderungsgeschwindigkeit wird nicht nur durch die Molekülgröße allein bestimmt, sondern auch durch bestimmte endständige Gruppen, z. B. Neuraminsäureester (198). Vielleicht hängen damit und mit dem kleinen Anteil des CRP an den Gesamtproteinen des Serums die unterschiedlichen Ergebnisse der vorstehenden Untersuchungen zusammen.

Das Kaninchen bildet ein dem menschlichen CRP ähnliches akute Phase-Protein, das von ANDERSON und MCCARTY (7) entdeckt und CxRP genannt wurde. Es waren dadurch Untersuchungen über den Bildungsort des CRP und die Bedingungen, seine Bildung zu stimulieren möglich. Da das CRP immer erst nach einer gewissen Latenzzeit, die zwischen 12 und 24 Std. liegt, nach Einwirken der Schädigung gebildet wird, ist anzunehmen, daß es nicht präformiert im Organismus vorhanden ist, sondern daß es von bestimmten Zellen gebildet wird. Da Substanzen, von denen bekannt ist, daß sie das retikuloendotheliale System blockieren, bei wiederholter Anwendung auch die Bildung von CxRP blockieren können, ist vermutlich das retikuloendotheliale System der Bildungsort des CRP (90, 92, 146, 154). Wahrscheinlich sind es aber nicht die gleichen Zellen, die die Antikörper bilden, denn durch Medikamente und Röntgenbestrahlung kann die Antikörperbildung unterdrückt werden, ohne daß damit gleichzeitig die Bildung von CRP unterdrückt wird (104, 180, 181, 241).

Während die Bildung von CRP von einer spezifischen Ursache völlig unabhängig ist — es bildet sich bei parenteraler Gabe von anorganischen Salzen, bei Röntgenbestrahlung, bei Gewebszerstörung, bei bakteriellen und Virusinfektionen, bei spezifischen und unspezifischen Entzündungen — ist es selbst ein spezifisches Antigen. Mit reinem CRP immunisiert, liefert das Kaninchen ein CRP-Antiserum, das nur mit CRP, aber nicht mit normalen Serumproteinen reagiert. In der Regel wird das CRP in der Klinik mit dem Antiserum von Kaninchen nachgewiesen mit der Kapillar-Präzipitationsmethode nach ANDERSON und MCCARTY (6). Die Methode ist etwa 10mal empfindlicher als der Nachweis mit dem C-Polysaccharid. Die quantitativen Methoden sind z. T. schwierig in der Technik. Im Prinzip ist es aber möglich mit der Präzipitationsmethode auch quantitativ CRP zu bestimmen, ebenso ist eine quantitative Bestimmung mit der Komplementbindungsreaktion, mittels Hämagglutination, mit der Kapsel-Schwellungsreaktion von LÖFSTRÖM, mit der Agar-Gel-Diffusionstechnik möglich, und schließlich kann das Probandenserum verdünnt werden und das Antiserum unverdünnt zugefügt werden und so relativ einfach mit der Kapillar-Präzipitationsmethode der CRP-Titer bestimmt werden. Die Bestimmung des CRP mit der Kapillar-Präzipitationsmethode ist so einfach und erfordert so wenig technischen Aufwand, daß sie zu einer Routinemethode in vielen Kliniken der ganzen Welt geworden ist (6, 88, 95, 128, 146, 155, 156, 159, 161, 165, 166, 215, 224, 225, 226, 244, 251).

Es bestehen enge immunologische Beziehungen zwischen dem CRP des Menschen und dem verschiedener Säugetiere. So reagiert das CRP-Antiserum vom Kaninchen mit dem CRP vom Menschen und vom Esel, aber nicht mit dem CxRP vom Kaninchen. Es bestehen aber trotzdem enge Beziehungen zwischen CRP und CxRP, wie die Präzipitationen mit den entsprechenden Polysacchariden zeigen. Das Cx-Polysaccharid, auch ein somatisches Polysaccharid von Pneumokokken, reagiert mit dem CxRP und dem CRP; das C-Polysaccharid, ein Degradationsprodukt des Cx-Polysaccharid, reagiert aber nur mit dem CRP und nicht mit dem CxRP (4, 240). CRP-Antiserum vom Schaf reagiert mit CRP vom Menschen, vom Esel und schwach auch mit CxRP vom Kaninchen. CxRP-Antiserum vom Schaf reagiert schwach mit CRP vom Menschen und vom Esel, aber intensiv mit CxRP vom Kaninchen. CRP-Antisera von der Katze reagieren mit CRP vom Menschen, vom Esel und mit CxRP vom Kaninchen (75). Trotz geringer Strukturunterschiede, die z. B. auch in der Form der Kristalle erkennbar sind (CRP kristallisiert in rhombischen Kristallen, CxRP in Form von feinen Nadeln), sind danach die akute Phase Proteine des Menschen und der untersuchten Säugetiere chemisch und als Antigene sehr ähnlich.

Das CRP unterscheidet sich von den Antikörpern:

1. dadurch, daß es in der akuten Phase auftritt,
2. dadurch, daß zur Präzipitation mit dem C-Polysaccharid Ca-Ionen erforderlich sind,
3. dadurch, daß es nicht wie die Antikörper eindeutig als γ-Globulin definiert ist,
4. durch die fehlende Spezifität.

Bei der Immunisierung mit Pneumokokken oder mit C-Polysaccharid entsteht auch ein Pneumokokken-Antikörper, der der γ-Globulinfraktion des Serums angehört, in der Kälte langsam auch bei Fehlen von Ca-Ionen mit dem C-Polysaccharid reagiert (95, 101, 177). Von WOOD (140) ist vermutet worden, daß das CRP eine Antikörper-Vorstufe sein könnte. Er schließt das aus experimentellen Untersuchungen. Tiere, die in der akuten Phase der Immunisierung viel CxRP bilden, liefern später auch hohe Antikörper-Titer (4, 103, 240), d. h. Menschen und Tiere, die viel CRP bilden, sind gleichzeitig gute Antikörper-Bildner. Es gibt aber eine Reihe von Untersuchungen, die gegen die Hypothese von der Antikörper-Vorstufe des CRP sprechen. Bei Immunisierung mit Antigenen, die lange im Körper bleiben, tritt CRP biphasisch auf. Einmal nach Beginn der Immunisierung und ein zweites Mal, wenn die Antikörper ausgeschüttet werden und mit dem noch vorhandenen Antigen reagieren. Dementsprechend bildet sich auch CRP nach Injektion löslicher Antigen-Antikörper-Komplexe, oder wenn Antigen und Antikörper getrennt kurz nacheinander injiziert werden (103, 246). CRP ist danach keine Ak-Vorstufe, sondern tritt auch bei Ablauf von Ag-Ak-Reaktionen im Blut auf. Auch wenn die Fähigkeit eines Tieres Antikörper zu bilden verloren ging, z. B. durch Röntgenbestrahlung, bildet es noch CRP (241, 246). Durch Cortisonderivate kann beim Einhalten bestimmter Bedingungen die CRP-Bildung unterdrückt werden, ohne daß die Antikörper-Bildung dadurch beeinflußt wird (104). Menschen mit Antikörpermangel-Syndromen, angeborenen und erworbenen Agammaglobulinämien, bilden trotzdem in der akuten Phase CRP, GOOD (74). Schließlich kann durch Injektion von CxRP, dem akute Phase-Protein des Kaninchens, beim Kaninchen die Bildung von CxRP induziert werden (246). Injiziert man aber Antikörper-Globuline beim Tier, so bilden sich dadurch keine Anti-Antikörper, sondern der injizierte Antikörper wirkt wie ein spezifisches Antigen. Bei Interpretation dieser Ergebnisse kann man nur zu dem Schluß kommen, daß das CRP sicher kein Antikörper (mit geringer Spezifität) ist, daß es auch keine Antikörper-Vorstufe sein kann. HEREMANS (98) und HEREMANS u. Mitarb. (97) vermuten für Proteine, die dem CRP ähnlich sind, daß es sich um Trägerproteine für Antikörper handeln könnte. Eine solche Funktion ist auch für das CRP in Erwägung zu ziehen. Die Tatsache, daß bei fehlender Antikörperbildung (A-γ-Globulinämien) CRP gebildet werden kann, spricht nicht gegen diese Hypothese, denn die Synthesestörung der γ-Globuline kann auf einzelne umschriebene Proteine beschränkt sein (97, 98).

Am besten wird man sicher den bis jetzt bekannt gewordenen Untersuchungsergebnissen des CRP gerecht, wenn man es als „Entzündungsprotein" bezeichnet. Mit diesem Begriff lassen sich alle klinischen und experimentellen Ergebnisse über das CRP am besten interpretieren. Unterscheidet man bei Einwirkungen bakterieller und toxischer Schädigungen eines Organismus eine akute Phase und eine Spätreaktion, so gehört das CRP mit anderen Reaktionen, wie der Blutzellen-Sedimentations-Geschwindigkeit, der Leukozytenvermehrung, dem Fieber, der α-2-Globulin-Vermehrung, der Vermehrung der Serum-Mucoide zu den „Reaktanten der akuten Phase". Die akute Phase der Abwehrreaktion ist unspezifisch. Sie ist weitgehend unabhängig von der Art der Schädigung. Allenfalls sind quantitative Unterschiede in der akuten Reizantwort eines Organismus zu beobachten, aber keine qualitativen, d. h. die Reaktion kann heftiger oder weniger heftig sein, ihre Elemente sind aber stets die gleichen. Die Unspezifität des CRP-Nachweises läßt sich damit gut in die übrigen unspezifischen akute Phase-Reaktionen einordnen.

Die Spätreaktion ist demgegenüber spezifisch. Sie spielt aber bei der akuten Überwindung eines Schadens keine Rolle, sondern ist allenfalls in der Lage, einen Schaden gleicher Ursache in der Zukunft zu verhindern. Die Spätreaktion ist immunologisch durch die Antikörper charakterisiert, die immer spezifisch sind, gleich ob sie eine Immunität oder eine Allergie zur Folge haben.

Von allen Reaktanten der akuten Phase ist das CRP diejenige Substanz, die physikalisch und chemisch am besten definiert ist. Über seine Bedeutung für den Ablauf der Entzündung ist aber wenig bekannt. Es erscheint bei der Entzündung nicht nur im Blut, sondern auch in den entzündlichen Exsudaten, z. B. in Pleuraexsudaten, Ascites, Liquor, auch im Inhalt von Hautblasen. Wood (239) fand, daß das CRP in physiologischer Dosis die Migration der Leukozyten stimuliert. Diese Eigenschaft würde gut zu einem „Entzündungsprotein" passen. Das CRP wird nicht nur bei Entzündungen gebildet, sondern ruft auch selbst, bei intrakutaner oder intravenöser Injektion, Entzündungen hervor (146). Es gibt noch andere Eiweißkörper, die in der akuten Phase nachweisbar sind und damit unter etwa den gleichen Bedingungen auftreten wie das CRP. Das sind z. B. die Serum-Mucoide (181, 205, 204) und das γ-X-Globulin (198). Von den akute Phase-Serum-Mucoiden ist es bekannt, daß sie bei der Injektion toxische Symptome hervorrufen.

Auch die Eigenschaft des CRP mit oberflächenaktiven Substanzen (hochmolekularen Alkoholen und Fettsäuren) eine Flockungsreaktion zu geben (Penn-Test, APC-Test), kann auf eine funktionelle Bedeutung des CRP beim Ablauf von Entzündungen hinweisen (165, 166, 182, 228a).

Wie im Experiment wird das CRP auch in der Klinik unter den verschiedensten Bedingungen gebildet, und alle Versuche, eine gemeinsame Komponente in den Substanzen zu entdecken, die zur Bildung von CRP führen, sind mißlungen. Eine gemeinsame Eigenschaft solcher Substanzen ist die, den Organismus zu schädigen und damit die „akute Phase" auszulösen, bzw. eine entzündliche Reaktion hervorzurufen. Das Auftreten von CRP bei entzündlichen Erkrankungen, bei Infektionen, bei Vaccinationen, beim Rheumatismus, bei Virusinfekten usw. ist damit verständlich. Bei Tumoren findet man das CRP nicht in jedem Fall. Es kann auch bei metastasierenden Tumoren fehlen. GRAF und RAPPORT (78) vermuten deshalb, daß für das Erscheinen von CRP bei Tumoren die Entwicklung einer Begleitentzündung verantwortlich ist. Beim Myokardinfarkt ist die Gewebsnekrose stets von entzündlichen Reaktionen begleitet, so daß auch hier die Bildung von CRP mit der Entzündung zusammenhängen kann.

Nachtrag

Nach der Drucklegung der Arbeit erschienen einige Arbeiten über das CRP, die im folgenden kurz erwähnt werden sollen:

KUSHNER u. KAPLAN (1961) beschreiben eine Methode, die die immunohistochemische Lokalisation des CxRP erlaubt und fanden, daß das CxRP zunächst 8–10 Std. nach i.m.-Injektion von Thyphus-Vaccine lokal in der nekrotischen Muskulatur unter dem Sarkolem der Muskelfaser erscheint. Es wird angenommen, daß das CxRP lokal von nekrotisierenden Muskelfasern gebildet wird. Es läßt sich durch die Experimente allerdings nicht ausschließen, daß das CxRP auch aus dem Blut in das nekrotisierende Gewebe gelangt. Durch radioaktive Markierung fand GOTTLIEB (1962), daß das CxRP schon vorgebildet im Organismus des Kaninchens vorhanden sein muß und nur bei Bedarf freigesetzt wird.

Eine hämotropinartige Wirkung des CRP fanden VAJDA u. BAKOS (1962). Sie führen darauf die gesteigerte Erytrophagozytose bei vielen Infektionskrankheiten zurück.

Im Nabelschnurblut ist CRP nur selten, im mütterlichen Blut dagegen sehr häufig nachweisbar. Schon in den ersten Wochen kann es bei Neugeborenen nachweisbar werden, besonders häufig bei starker Bilirubinämie (HANSON u. NILSSON 1962).

Arbeiten über die Bedeutung des CRP für die Klinik stammen von KEITEL (1962) und von WEINER u. KÖHLER (1962); eine Arbeit über die Bestimmung des CRP durch Immunodiffusion in Agargel stammt von GABL (1962).

Literatur

GABL, F., Das C-reaktive Protein und seine Bestimmung durch Immunodiffusion in Agargel. Med. Klin. **57,** 1768 (1962).

GOTTLIEB. A. A., Kinetics of formation of Cx-reactive Protein. Proc. Soc. Exp. Biol. (N. Y.) **110,** 568 (1962).

HANSON, L. A. u. L. A. NILSSON, Studies on C-reactive Protein. II. The presence of C-reaktive protein during the pre- and neonatal period. Arch. Path. Microbiol. Scand. **56,** 409 (1962).

KEITEL, W., Das C-reaktive Protein. Med. Klin. **57,** 1925 (1962).

KUSHNER, I. u. M. H. KAPLAN, Studies of acute phase protein. I. An immonochemical method for the localisation of Cx-reactive protein in rabbits. Association with necrosis in local inflammatory lesions. J. Exper. Med. **114,** 961 (1961).

VAJDA, J. u. L. BAKOS, Die Hämotropinwirkung des C-reaktiven Proteins. Z. Rheumaforschg. **21,** 400 (1962).

WEINER, W. u. H. KÖHLER, Die Bedeutung des Testes auf C-reaktives Protein bei malignen Tumoren der Nieren und der harnableitenden Organe. Urol. int. (Basel) **14,** 250 (1962).

Literaturverzeichnis

1 AARONSON, A. L., M. A. KAPLAN, A. GOLDIN, A. LIBRETTI und B. GOLDMAN, C-reactive protein in bronchial asthmatic patients. Ann. Allergy 13, 586 (1955).

2 ABERNETHY, T. J. und O. T. AVERY, The occurrence during acute infections of a protein not normally present in the blood. I. Distribution of the C-reactive protein in patient's sera and the effect of calcium on the flocculation reaction with C-polysaccharid of pneumococcus. J. Exper. Med. 73, 173 (1941).

3 ABERNETHY, T. J. und TH. FRANCIS, Studies on the somatic C-Polysaccharid of pneumococcus. I. Cutaneous and serological reactions in pneumonia. J. Exper. Med. 65, 59 (1937).

4 ADAMS, F. H., Newer concepts in diagnosis and treatement of rheumatic fever. J. Amer. Med. Ass. 156, 1319 (1954).

5 ADAMS, F. H., Apraisal of certain acute phase reactants in a-single blood sample and their value in the diagnosis of acute rheumatic fever. J. Pediat. 49, 16 (1956).

6 ANDERSON, H. C. und M. McCARTY, Determination of C-reactive protein in the blood as a measure of activity of the disease process in acute rheumatic fever. Amer. J. Med. 8, 445 (1950).

7 ANDERSON, H. C. und M. McCARTY, Occurrence in the rabbit of an acute phase protein analogous to human C-reactive protein. J. Exper. Med. 93, 25 (1951).

8 ALBERTY, R. A. und M. HEIDELBERGER, Fractionation and physical-chemical studies of a commercial preparation of the specific polysaccharid of type I pneumococcus. J. Amer. Chem. Soc. 70, 211 (1948).

9 ANDREONI, O., La reazione del'antistreptolisina nella malattia reumatica, e nella infezioni streptococciche acute del'infancia. Giorn. mal. infett. parassit. 7, 615 (1955).

10 ANGLESIO, E., A. M. PELOCCHINO und A. ARTUSIO, Comportamento delle mucoproteine e delle proteina C reattiva nei portatori di neoplasie maligne. Il Cancro 12, 3 (1959).

11 ASH, R., Non-specific precipitins for pneumococcic fraction C in acute infections. J. Inf. Dis. 53, 89 (1933).

12 BACH, A. und A. STENDERUP, C-reaktivt protein under graviditet ved fødslen og i puerperiet. Ugeskrift laeger 122, 671 (1960).

13 BALÁCS, V., Beitrag zur klinischen Bewertung der Hämagglutinationsuntersuchungen des C-reaktiven Proteins. Z. Inn. Med. 13, 356 (1958).

14 BALDAUF, H., Das C-reaktive Protein im Serum als Indikator für die Durchführung einer antirheumatischen Behandlung besonders für die Anwendung und Dosierung der Hormontherapie. Med. Mschr. 9, 575 (1957).

15 BALDAUF, H. und W. JACOBY, Frühdiagnose postoperativer Komplikationen mit Hilfe des C-reaktiven Proteins. Acta neurochirurg 7, 377 (1959).

16 BAUER, H. und D. SEITZ, Klinische Untersuchungen über das akute Phase-Protein (C-reaktives Protein). Klin. Wschr. **31,** 323 (1953).

17 BARUA, D., S. K. BIWAS, A. B. MUKERJEE, Evaluation of tests for C-reactive protein and antistreptolysin-O. J. Indian Med. Ass. **34,** 301 (1960).

18 BELLOMO, G., F. MUSCOLINO und G. D'URSO, La nostra esperienza sul valore del test della proteina C-reattiva in fisiopatologia infantile. Pediatria **69,** 224 (1961).

19 BELLOMO, G. und F. MUSCOLINO, La proteina C-reattiva nel sangue funicolare et in alcune condizioni fisiopatologiche del neonato. Lattante **30,** 264 (1959).

20 BERGSTERMANN, H., Die Glykoproteide des Blutes. Erg. inn. Med. **7,** 1 (1956).

21 BERTOLI, P. E. und T. BARTESAGHI, Il valore della proteine C-reattive nella tuberculosi genitale femminile. Minerv. Ginecolog. **10,** 475 (1958).

22 BJÖRNESJÖ, K. B., Om bestämning av C-reactivt protein i serum. Läkartidn. 56, 3675 (1959).

23 BJÖRNESJÖ, K. B., I. WERNER und L. ODIN, The influence of surgery on serum and urine hexosamine, serum mucoprotein, glutamic-oxalacetic transaminase (GOT) and C-reactive protein. Scand. J. Clin. Lab. Invest. **11,** 238 (1959).

24 BOLTAX, A. J. und E. E. FICHEL, Serologic tests for inflammation; serum complement, C-reactive protein and erythrozyte sedimentation rate in myocardial infarction. Amer. J. Med. **20,** 418 (1956).

25 BÖHME, C., Der Test auf C-reaktives Protein. Ärztl. Lab. **4,** 197 (1958).

26 BONINO, A., La proteina C reattiva nella gravidanza interotta. Min. Ginecolog. **9,** 5 (1957).

27 BRENNAN, M. J., M. GOODMAN und W. L. SIMPSON, Orosomucoid, C-reactive protein and albumin variances measured immunochemically in cancer patients. II. Clinical correlation. Proc. Amer. Assoc. Cancer Rec. **2,** 96 (1956).

28 BUNIM, J. J., A. G. KUTTNER, J. S. BALDWIN und C. MCEVEN, Cortison and corticotropinin rheumatic fever and juvenile rheumatoid arthritis. J. Amer. Med. Ass. **150,** 1273 (1952).

29 BUNIM, J. J., M. M. PECHET und A. J. BOLLET, Studies on metacortandralone and metacortandracin in rheumatoid arthritis. J. Amer. Med. Ass. **157,** 311 (1955).

30 BURSTEIN, J., A. HARJANNE, Glutamic oxalacetic transaminase and C-reative protein in myocardial infarction. With special reference to the electrocardiographic pattern. Acta med. Scand. **163,** 175 (1959).

31 BUSTAMANTE, V., Etude immunoélectrophorétique sur papier et gélose de la localisation des différantes anticorps bactériens et la CRP. Bull. Soc. chim. biol. **39,** 155 (1957).

32 BUSTAMANTE, V., J. ARINO und L. M. y PINÉS, Localisation de la protéine C-reactive dans les fractions electrophorétique du serum. Presse méd. **65,** 313 (1957).

33 BURTIN, P., Etude immunoélectrophoretique de la C-reactive protéine. Sem. hôp. **33,** 43 (1957).

34 BURTIN, P., L. HARTMANN, J. HEREMANNS, J. J. SCHEIDEGGER, F. WESTENDORP-BOERNE, R. WIEME, CH. WUNDERLY, R. FAUVERT und P. GRABAR, Etudes immunochimiques et immuno-électrophorétiques des macroglobulinémies. Rev. franc. étud. chim. biol. **2,** 161 (1957).

35 BUTTO, M. und G. DAL FABBEO, La proteine C-reattiva nella tuberculosi pulmonare. Minerva med. **48,** 3 (1957).

36 BYWATERS, E. G. L., Treatment of rheumatic fever, Circulation 14, 1153 (1956).
37 CANTARELLA, R. und M. PARRELLA, Sul comportamento della proteina C-reattiva nella tuberculosi pulmonare. Arch. Tisiol. Mal. App. Resp. 12, 823 (1957).
38 CANTARELLA, R. und M. PARRELLA, ibid. 12, 834 (1957).
39 CARCASSI, U. und F. PITZUS, La proteina C reattiva nella pratica clinica. Minerva med. 48, 1 (1957).
40 CARCASSI, U. und F. PITZUS, Valore e significato della determinazione della proteina C-reattiva e della transaminasi glutammico-ossalacetica nell'infarto del miocardio. Minerva med. 48, 3 (1957).
41 CARCASSI, U. und S. AGNISETTA, Ein positiver Test auf C-reaktives Protein bei Favismus mit Ikterus und Hämoglobulinurie. Arch. Ital. Sci. Med. Trop. 38, 371 (1957); ref. Excerpt. Med. 11, 612 (1958).
42 CARLENS, E., Serological studies of acute otitis with particular regard to non-specific capsular swelling of type 27 pneumococci. Acta otolaryng. 29, 316 (1941).
43 CARLSON, F., STAPSING, The diagnostic significance of acute phase protein in synovial exudates. Acta rheum. scand. 1, 267 (1955).
44 CARPENTU, C. M., C. L. HEISKELL, H. E. WEIMER, M. FUKUDE, A. YACHI und T. WADA, Serum protein abnormalities in neoplastic and non neoplastic diseases of the lung. Dis. Chest. 40, 245 (1961).
45 CLEVE, H. und F. HARTMANN, Immunelektrophoretische Untersuchungen im Serum Rheumakranker. Klin. Wschr. 35, 334 (1957).
46 CLEVE, H. und G. SCHWICK, Immunoelektrophoretische Serumanalyse bei Makroglobulinämie Waldenström, Z. Naturforschg. 12b, (6) 375 (1957).
47 COBURN, A. F., R. C. BATER, J. W. HAHN und P. MURPHY, Further observations on diphenylamin (DPA) reaction as index of inflammation. J. Chron. Dis. 3, 140 (1956).
48 DAWSON, S. F., The significance of the C-reactive protein estimation in streptococcal and allied disease. Arch. Dis. Childh. 32, 454 (1957).
49 DECKER, B., B. F. MCKENZIE, W. F. MCGUCKIN und C. H. SLOCUMB, Conparative distribution of proteins and glycoproteins of serum and synovial fluid. Arthritis and Rheumatism. 2, 162 (1959).
50 DELAUNAY, A., P. BRUYET, S. BAZIN, D. HIOCO, M. HENON und Ch. MEIGNIEN, Serologie des états inflammatoire. La C-réactive proteine. Presse medical 79, 1814 (1956).
51 Dimmnick, B. M., A report of C-reactive protein. Amer. J. Med. Technol. 23, 53 (1957).
52 DÖRR, R., Antikörper. Springer, (Wien, 1949) p. 5.
53 DOTZAUER, G., Das akute Phase-Protein und der akute Herztod. Zbl. allg. Path. 99, 461 (1959).
54 EASTHAM, R. D., P. SZEKELY, P. und K. DAVISON, C-reactive protein in rheumatic heart disease. Ann. Rheumatic Dis. 17, 314 (1958).
55 EASTHAM, R. D., P. SZEKELY und K. DAVISON, Comparison of erytrocyte sedimentation rate, C-reactive protein, serum diphenylamin und tetrammonium tests in rheumatic fever and rheumatic heart disease. ibid. 17, 319 (1958).
56 ELSTER, S. K., H. F. WOOD und R. SEELY, Clinical and laboratory manifestations of postcommissurotomy syndrome. Amer. J. Med. 17, 826 (1954).
57 ELSTER, S. K., E. BRAUNWALD und H. F. WOOD, Study of C-reactive protein in the serum of patients with congestive heart failure. Amer. Heart J. 51, 533 (1956).

58 ELSTER, S. K. und H. F. WOOD, C-reactive protein in the „Postcommissurotomy" syndrome. J. Clin. Invest. 33, 931 (1954).

59 ELSTER, S. K. und H. F. WOOD, Studies of C-reactive protein in patients with rheumatic heart disease: lack of correlation between C-reactive protein and Aschoff-bodies in left auricular appendage biopsies. Amer. Heart J. 50, 706 (1955).

60 ENGLESON, G. und T. LINDBERG, Proteinbound hexoses, glucosamine and other "acute phase reactants" in rheumatic fever. Acta Rheumat. Scand. 6, 267 (1960).

61 FINLAND, M. und H. F. DOWLING, Cutaneous reaction and antibody response to intracutaneous injections of pneumococcus polysaccharides. J. Immunol. 29, 285 (1935).

62 FISCHER, F., T. STENDERUP, T. BANGSBO-ANDERSEN, T. CLEMMESEN, C-reaktives Protein, Bericht über klinische Untersuchungen. Ugestr. Laeg. 120, 305 (1958); ref. Kongr. Zbl. ges. inn. Med. 194, 67 (1958).

63 FISHEL, C. W., N. A. VEDROS und M. V. ROTHLAUF, Serologic and fractionation studies of C-reactive protein. J. Inf. Dis. 106, 174 (1960).

64 FRANCESCO, DI L. und M. SCALA, Qualche rilievo sul comportamento della proteina C reattiva in patologia pediatrica e sul rapporti di essa con la quota setica di mucoproteine. Pediatria 68, 4 (1960).

65 FRANCIS, T. und T. J. ABERNETHY, Cutaneous reactions in pneumonia to the somatic (C) polysaccharid of pneumococcus. J. Clin. Inverst. 13, 692 (1943).

66 FORTINA, A. u. M., Studio della proteine C reattiva nel bambini affeti da malattia reumatica. Minerva pediatr. 10, 13 (1958).

67 GAUTIER, A. und M. VEST, Zur Bestimmung des C-reaktiven Proteins bei verschiedenen Erkrankungen des Kindesalters. Ann. Paediat. 186, 210 (1956).

68 GAUTIER, A. und J. J. SCHEIDEGGER: Qu'est-ce que la protéine-C? Schweiz. Med. Wschr. 87, 950 (1957).

69 GEYER, G., C-reaktives Protein. Wien. klin. Wschr. 71, 164 (1959).

70 GELL, P. G. H. und B. BENACERRAF, Studies on hypersensitivity, II. Delayed hypersensitivity to denatured proteins in guinea pigs. Immunology 2, 64 (1959).

71 GEYER, G., Über das Vorkommen und die diagnostische Wertbarkeit des C-reaktiven Proteins bei paraproteinämischen Erkrankungen. Z. klin. Med. 156, 25 (1959).

72 GOLDNER, F. und C. MEADOR, Transaminase and C-reactive protein levels in acute myocardial infarction; evaluation of indices of necrosis. South. Med. J. 48, 1339 (1955).

73 GOODMAN, M., M. J. BRENNAN, W. L. SIMPSON, Orosomucoid, C-reactive protein and albumin variances measured immunochemically in cancer patients. Proc. Amer. Assoc. Cancer Res. 2, 111 (1956).

74 GOOD, R. A., Studies on agammaglobulinämia and hypogammaglobulinemia. I. Internat. Immunol. Sympos. Basel (Basel 1959).

75 GOTSCHLICH, E. und C. A. STETSON, Immunological cross-reactions among mammalian acute phase proteins. J. Exper. Med. 111, 441 (1960).

76 GRABAR, P. und C. A. WILLIAMS, Methode permettant l'étude conjugeé des propriétés électrophorétique et immunochimique d'un melange de protéine; Application au sérum sanguine. Biochim. Biophys. acta. 10, 193 (1953) ibid. 17, 67 (1955).

77 GRABAR, P., R. FAUVERT, P. BURTIN und L. HARTMANN, Etudes sur les protéines du myélome. II. L'analyse immuno-électrophorétique des sérums de 30 malades. Rev. frc. études clin. biol. 1, 175 (1956).

78 GRAF, L. und M. M. RAPPORT, C-reaktive protein in cancer; a study of 216 patients. Cancer **11,** 255 (1958).

79 GREIF, ST. und E. EBER, Die klinische Bedeutung des C-reaktiven Proteins bei Neoplasien. Wiener Med. Wschr. **111,** 720 (1961).

80 GUGLER, E., G. v. MURALT und BUTLER, R., Die immunelektrophoretische Analyse der menschlichen Serumproteine. Schweiz. Med. Wschr. **98,** 703 (1959).

81 HAMAGAMI L. T., Relationship of sialic acid and C-reactive protein levals in human serum. J. Amer. Med. Ass. **170,** 2160 (1959).

82 HANSEN, A., I. L. MARNER und P. EJBY-POULSON, The acute phase protein reaction: C-reactive protein. Scand. J. Clin. Lab. Invest. **11,** 37 (1959).

83 HARRIS, T. N., S. FRIEDMAN und D. C. McLEAN, Determination of some antibody titers and acute phase reactants in patients with chorea. Pediatrics **21,** 13 (1958).

84 HARTMANN, L., R. BURTIN, P. GRABAR und R. FAUVERT, L'analyse immunoélectrophorétique des sérums de malades atteints d'affections hépatiques. Compt. rend. Acad. Sc. **243,** 1937 (1956).

85 HAVENS, W. P., H. L. EICHMAN und M. KNOWLTON, Failure to find C-reactive protein in viral hepatitis. Proc. Soc. Exp. Biol. Med. **75,** 108 (1950).

86 HEDLUND, P., Bacteriologic and serologic findings in rheumatic fever in the light of the clinical picture. Nord. Med. **33,** 461 (1947).

87 HEDLUND, P., A. R. FRISK und H. BUCHT, The effect of sializylic acid medication on the formation of acute phase protein in the blood. Scand. J. Clin. Lab. Invest. **8,** 207 (1956).

88 HEDLUND, P., A comparison between the Löfström capsular swelling reaction and the CRPA method (C-reactive protein antiserum) for determination of acute phase protein in human serum. Scand. J. Clin. Lab. Invest. **9,** 218 (1957).

89 HEDLUND, P., The appearance of acute phase protein in various diseases. Acta. med. Scand. Suppl. **196,** 579 (1947).

90 HEDLUND, P., Clinical and experimental studies on C-reactive protein (acute phase protein). Acta med. Scand. Suppl. 361 (1961).

91 HEDLUND, P. und I. BRATTSTEN, Isolation of acute phase protein by means of continous zone electrophoresis. Scand. J. Clin. Lab. Invest. **8,** 213 (1956).

92 HEDLUND, P., The production of the acute phase protein after nonspecific stimulation. Acta med. Scand. **118,** 329 (1944).

93 HEDLUND, P., Absorptionsexperimente mit akutem Phasenprotein im menschlichen Serum. Röntgen-Laborpraxis **12,** L 97 (1959).

94 HEIDELBERGER, M. und E. J. KABAT, Chemical studies on bacterial agglutination. IV. Quantitative data on pneumococcus R (Dawson-S)-Anti-R (S) systems. J. Exper. Med. **67,** 545 (1938).

95 HEIDELBERGER, M., C. M. MACLEOD, S. J. KAISER und B. ROBINSON, Antibody formation in volunteers following injection of pnemococci or their type-specific polysaccharides. J. Exper. Med. **83,** 303 (1946).

96 HEIDELBERGER, M. und F. E. KENDALL, Specific and non-specific polysaccharides of type IV in pneumococcus. J. Exper. Med. **53,** 625 (1931).

97 HEREMANS, J. F., M. TH. HEREMANS und H. E. SCHULTZE, Isolation and description of a few properties of the Beta-2-A-Globulin of human serum. Clin. chim. acta. **4,** 96 (1959).

98 HEREMANS, J. F., Immunological studies on protein pathology. The immunglobulin concept. Clin. chim. acta. **4,** 639 (1959).

99 HEIDE, K., H. HAUPT und R. SCHMIDTBERGER, Über den Kohlenhydratgehalt von Proteinen des menschlichen Gammaglobulinkomponentensystems. Behringwerke Mitt. **37,** 29 (1959).

100 HEUBERGER, W., Das Verhalten des Latex-Tropfentestes (RA-Test), der C-reaktiven Proteine und der Diphenylaminreaktion bei rheumatischen Erkrankungen. Rheumaforschg. **19,** 116 (1960).

101 HILL, A. G. S., C-reactive protein in chronic rheumatic diseases. Lancet **1951,** 2, 807.

102 HILL, A. G. S., C-reactive protein in rheumatic fever. Lancet **1952,** 2, 558.

103 HOKAMA, Y., M. K. COLEMAN und R. F. RILEY, Cx-reactive protein response in rabbits during immunisation with foreign proteins. J. Immunol. **85,** 72 (1960).

104 HOKAMA, Y., M. K. COLEMAN und R. F. RILEY, Effect of drugs on Cx-reactive protein response in the rabbit. Proc. Soc. Exper. Biol. Med. **105,** 510 (1960).

105 HOLM E. und R. POMPEIUS, C-reactive protein in carcinoma of the kidney and renal cyst. Acta Chir. Scand. **122,** 502 (1961).

106 JANSSON, E., L. JALAVA und O. WAGNER, C-reactive Protein in bacterial meningitis. Ann. Med. Exp. Fenn. **37,** 371 (1959).

107 KAPLAN, M. A., A. L. AARONSON, J. HENDERSON und M. GOLDIN, C-reactive protein levels and antistreptolysin O titers in bronchial asthma. Ann. Allergy **13,** 29 (1955).

108 KASALICA, C. L., Die Bestimmung des C-reaktiven Proteins bei akutem Myocardinfarkt. Klinicenskaja Med. (Moskau) **2,** 38 (1960).

109 KEITEL. W., Das C-reaktive Protein im Alter und bei Gefäßleiden. Z. ges. inn. Med. **13,** 591 (1958).

110 KELLEY, V. C., R. A. GOOD, I. McQUARRIE, Serum mucoproteins in children in health and diseases with special reference to rheumatic fever. Pediatrics **5,** 824 (1950).

111 KNIGHTS, E. M. JR., M. HUTCHINS, E. MORGAN und J. PLOOMPUU, Use of C-reactive protein test as sreening procedure for blood donors. J. Amer. Med. Ass. **162,** 9 (1956).

112 KNIGHTS, E. M. und M. HITCHINS, Evaluation of the C-reactive protein test as a screening procedure for blood donors. Bibl. haematol. **7,** 413 (1958).

113 KÖHLER, W., Die Serologie des Rheumatismus. Dtsch. Gesdwes. **12,** 1221 (1957).

114 KÖHLER, H. und W. WEINER, Die Bedeutung des Testes auf C-reaktives Protein bei der Differentialdiagnose Cystenniere-Hypernephrom. Z. Urolog. **58,** 711 (1960).

115 KORNGOLD, L. und R. LIPARI, Multiple myeloma-proteins, I. Immunological studies. Cancer (Philadelphia) **9,** 183 (1956).

116 KORNGOLD, L. und R. LIPARI, Multiple myeloma-proteins, III. The antigenic relationsship of Bence-Jones proteins to normal gamma-globulin and multiple myeloma serum proteins. Cancer (Philadelphia) **9,** 262 (1956).

117 KOZONIS, M. C. und I. GUREVIN, The value of the C-reactive protein determination in coronary artery disease. Ann. Int. Med. **46,** 79 (1957).

118 KROOP, I. G. und N. H. SHACKMAN, Level of C-reactive protein as a measure of acute myocardial infarction. Proc. Soc. Exp. Biol. Med. **86,** 95 (1954).

119 KROOP, I. G. und N. H. SHACKMAN, The effect of surgical trauma and the rheumatic state on C-reactive protein formation. Clin. Res. Proc. **3,** 119 (1955).

120 KROOP, I. G., P. WEDEEN und N. H. SHACKMAN, The C-reactive protein determination as a diagnostic aid in the coronary disease. Circulation 12, 735 (1955).

121 KROOP, I. G. und N. H. SHACKMAN, The C-reactive protein determination as an index of myocardial necrosis in coronary artery diseases. Amer. J. Med. 22, 90 (1957),

122 LAUBINGER, G. und E. M. PRIEST, Das Verhalten des C-reaktiven Proteins beim Myocardinfarkt. Ein Vergleich mit der Transaminase, Blutsenkung und Leukozytenzahl. Klin. Wschr. 38, 662 (1960).

123 LEWIS, A. J., E. PADER und S. K. ELSTER, The effect of salizylates and adrenocortical hormones on C-reaktive protein. Amer. J. Med. Sci. 233, 309 (1957).

124 LIBRETTI, A. und M. A. KAPLAN, Role of C-reactive protein in allergic inflammation; relationship between acute phase response and antibody titer. J. Allergy 27, 450 (1956).

125 LIBRETTI, A., M. A. KAPLAN und M. GOLDIN, Precipitin analysis of C-reactive protein by gel diffusion. Proc. Soc. Exp. Biol. Med. 90, 481 (1955).

126 LIBRETTI, A., M. GOLDIN und M. A. KAPLAN, Immunologic reactionship of C-reactive protein from various human pathologic conditions. J. Immunol. 79, 306 (1957).

127 LÖFSTRÖM, G., Serologic studies in acute pneumonias. Nord. med. 2, 1927 (1939).

128 LÖFSTRÖM, G., Nonspecific capsular swelling in pneumococci, a serological and clinical study. Acta med. Scand. 1943, Suppl. 141.

129 LÖFSTRÖM, G., Comparison between the reactions of acute phase serum with pneumococcus C-Polysaccharide and with pneumococcus type 27. Brit. J. Exper. Path. 25, 21 (1944).

130 LÖFSTRÖM, G., Acute phase serum in rabbits; capacity of pneumococcus strains which react specifically with type 16 anti pneumococcus serum to cause nonspecific capsular swelling with acute phase serum from rabbits. Acta med. Scand. 1947, Suppl. 196, 575.

131 LOHSS, F. und G. HILLMANN, Myelom-Plasma-Proteine, IV. Mitteilung: Zur Immunochemie der Alpha- und Betamyelomproteine. Z. Naturforschg. 8b, 706 (1953).

132 LOSNER, S. und B. W. VOLK, Newer laboratory procedures indicating rheumatic activity. New York. J. Med. 56, 2665 (1956).

133 MACLEOD, C. M. und O. T. AVERY, The occurrence during acute infections of a protein not normally present in the blood. II. Isolation and properties of the C-reactive protein. J. Exper. Med. 73, 183 (1941).

134 MACLEOD, C. M. und O. T. AVERY, The occurrence during acute infections of a protein not normally present in the blood. III. Immunological properties of the C-reactive protein and its differentiation from normal blood proteins. J. Exper. Med. 73, 191 (1941).

135 MARTIN, E. und J. J. SCHEIDEGGER, Aperçu des reseignements fournis par l'immunoélectrophorèse. Bull. Acad. Suisse Sci. Med. 13, 526 (1957).

136 MARTIN, E. und J. J. SCHEIDEGGER, Myélomatose diffuse et immuno-électrophorèse. Schweiz. Med. Wschr. 87, 439 (1957).

137 MAZZUCA, G. und CALABRESE, L., La silicotuberculose e la proteina C reattiva. Riv. Rom. Med. 12, 3, (1960).

138 MCCARTY, M., Present status of diagnostic tests for rheumatic fever. Ann. Int. Med. 37, 1027 (1952).

139 MCCARTY, M., The occurrence during acute infections of a protein not normally present in the blood, IV. Cristallisation of the C-reactive protein. J. Exper. Med. 85, 491 (1947).

140 McEwen, C., J. J. Bunim, J. S. Baldwin, A. G. Kuttner und S. B. Appel, The effect of cortison and ACTH on rheumatic fever. Bull. New York Acad. Med. **26,** 212 (1950).

141 McEwen, C., The treatment of rheumatic fever. Amer. J. Med. **17,** 794 (1954).

142 McEwen, C., Recent advances in diagnosis and treatment of rheumatic fever. Med. Clin. North Amer. **39,** 353 (1955).

143 McEwen, C. und M. Ziff, Basic sciences in relation to rheumatic diseases. Med. Clin. North Amer. **39,** 765 (1955).

144 Menkin, V., Biochemical mechanism in inflammation (Springfield USA, 1956).

145 Mentasti, P., La proteina reattiva C nel campo ostetrico. Minerva Ginec. **10,** 844 (1958).

146 Miltényi, M. und K. Gál, Die diagnostische Bedeutung der Bestimmung des C-reaktiven Proteins. Schweiz. Med. Wschr. **88,** 310 (1958).

147 Mitchell, J., Diagnosis of rheumatic fever. J. Laborat. Med. Soc. **107,** 68 (1955).

148 Mitsuyoshi, M., Studies on C-reactive protein. Ann. Paediatr. Japon. **3,** 103 (1957).

149 Mondani, E., Studio della proteina C reattiva e della transaminasi glutammico ossalacetica e piruvica nell pratica chirurgica. Arch. Sci. Med. **109,** 203 (1960).

150 Müller, W., Über die Bedeutung des C-reaktiven Proteins bei der Beurteilung der Aktivität akuter rheumatischer Erkrankungen. Rheumaforschg. **15,** 31 (1956).

151 Müller, W. und H. J. Kähler, Das Auftreten des C-reaktiven Proteins im Serum. Dtsch. Med. Wschr. **81,** 1410 (1956).

152 Müller-Eberhard, H. J., H. G. Kunkel und E. C. Franklin, Two types of Gamma-Globulin differing in carbohydrate content. Proc. Exper. Biol. Med. (N. Y.) **93,** 146 (1956).

153 Müller, W., N. Kleine und M. Mathes, Die Präzipitationsanalyse des C-reaktiven Proteins im Agar-Diffusionstest und seine Lokalisation in der Immunelektrophorese. Z. Rheumaforschg. **17,** H. 5/6, 226 (1958).

154 Montella, S. und H. F. Wood, Studies on the Cx-reactive protein; inhibition of the C-reaktive protein response in rabbits by blockade of the reticulo-endothel-system J. Exper. Med. **106,** 321 (1957).

155 Munoz, J. und E. E. Becker, Antigen-antibody reactions in agar. J. Immunol. **65,** 57 (1951).

156 Mushel, L. H. und R. J. Weatherwax, Complement fixation in the C-reactive protein system. Proc. Soc. Exper. Biol. Med. **87,** 191 (1954).

157 Musmeci, L. und R. Nofri, Rapporti tra proteina C reattiva, velocitá di eritrosedimentazione e prova di labilità colloidale. Progr. Med. **16,** 179 (1960).

158 Nemir, R. L., P. H. Roberts und S. B. LeDeaux, Observations of streptolysin-O, C-reactive protein and electrophoretic protein patterns in maternal and neonatal sera. J. Pediatr. (St. Louis) **51,** 493 (1957).

159 Neufeld, F., Über Agglutination der Pneumokokken und über die Theorien der Agglutination. Z. Hyg. Inf. Krh. **50,** 54 (1902).

160 Nishimura, K., Gel diffusion and immunoelectrophoretic studies of C-reactive protein with particular reference to its presence in hemoglobin SS disease. J. Kyoto **65,** 1193 (1959).

161 OUCHTERLONY, O., Diffusion in Gel methods for immunological analysis. Progress in Allergy. Vol. 5 (Basel 1958).

162 PAOLO, DI, E und F. GALLETTI, Comportamento comparativo della proteina C reattiva, delle glicoproteine sieriche e della V.E.S. durante il decorso della mallatia reumatica. Giorn. Clin. Med. **39,** 1543 (1958).

163 PECORI, V., E. TURRISI, P. ALUCCI und G. BUONANNO, Behavior of C-reactive protein in malignant blood diseases with special regard to Hodgkins lymphogranulomatosis. Riforma Med. **73,** 1, (1959).

164 PELAEZ, J. und A. L. BORRASCA, Agammaglobulinämie bei einem Fall von chronischer Leukämie. Med. Clin. Barcelona **15,** 262 (1958).

165 PENN, H. S., Tumor lipoids. Part. I. Preparation of a serological active nonsaponifiable fraction of liver of cancer bearing patients. J. Nat. Cancer Inst. **12,** 1389 (1952).

166 PENN, H. S., A modified seroflocculation reaction in relationship to invasive neoplasms. Proc. Soc. Exp. Biol. Med. **95,** 24 (1957).

167 PHEAR, D. und R. STIRLAND, The value of estimating fibrinogen and C-reactive protein levels in myocardia ischaemia. Lancet **273,** 270 (1957).

168 PHILIPSON, L. und E. TVETERÅS, C-reactive protein in infancy. Its appearing during the first year of life, transplacental passage and electrophoretic pattern. Acta pediatr. **46,** 1 (1957).

169 PERLMANN, E., J. G. M. BULLOWA und R. GOODKIND, An immunological and electrophoretic comparison of the antibody to C-polysaccharide and C-reactive protein of acute phase serum. J. Exper. Med. **77,** 97 (1943).

170 PERNIS, B., E. GISLANDI und I. GEZZI, Analisi immunoelettroforetica della proteina C. Atti Soc. Lombarda Sci. Med. Biol. **12,** 170 (1957).

171 PERRINI, M., D. RIZZI und V. CANDELLA, Rapporti tra le modificazioni della velocità di eritrosedimentazione e comportamento dell'aptoglobina e dell fibrinogeno nella malattia reumatica. Reumatismo **4,** 3 (1957).

172 PETROV, R. V., A. S. PETROVA, N. L. MELIK-PASHAYEVA und V. V. SKIKHODYROV, Acute radiation sickness and its remote consequences, pp. 20–21. Reviews of reports at the conference held in Sukhumi, U.S.S.R. Oct. 19–21 (1959).

173 POLTRONIERI, P. und B. BEDUCCI, Studio de titulo anti „O" streptolysina nella malattia a suspeta etiologia streptococcia. Boll. Inst. Therap. Mil. **37,** 267 (1958).

174 POPOV, N. und S. STANISHEVA, Erythrocyte sedimentation rate, C-reactive protein determination, serum fractions, fibrinogen level and antistreptolysin reaction in 52 rheumatic children. Arch. Dis. Childh. **33,** 529 (1958).

175 PUTNAM, F. W., The plasma proteins (New York und London 1960).

176 RAHMAN, S., P. MOZZICONACCI, La C-réactive proteine dans le rheumatisme articulaire aigue. Semaine hôp. **33,** 1 (1957).

177 RAPPORT, M. M. und L. GRAF, Quantitative determination of C-reactive protein by complementfixation. Proc. Soc. Exp. Biol. Med. **93,** 69 (1956).

178 RAPPORT, M. M., A. E. SCHWARTZ und L. GRAF, C-reactive protein in patients following operation. Ann. Surg. **145,** 321 (1957).

179 REALE, L., Il test della proteina C nella silicosi e nella silicotuberculosi pulmonare. Ras. Fisiopat. Clin. Terap. **29,** 1 (1957).

180 RILEY, F. R., M. K. COLEMAN und Y. HOKAMA, Cx-reactive protein responses in the rabbit after whole-body irradiation. Radiation Res. **13,** 148 (1960).

181 RILEY, F. R. und Y. HOKOMA, Appearance of a substance in acute phase serum which elicits Cx-reactive protein responses. Science 132, 1894 (1960).

182 RILEY, R. F., Y. HOKAMA, V. COLVER, M. K. COLEMAN und A. H. DOWDY, Seroflocculant activity of ethyl choladienate and various alkohols in the Penn-test for cancer. Cancer Res. 18, 833 (1958).

183 ROANTREE, R. J., F. A. PETZOLD und L. A. RANTZ, The identification of the C-reactive protein and various antibodies in the serum gamma globulin obtained by continuous flow paper electrophoresis. Clin. Res. Proc. 5, 159 (1957).

184 ROANTREE, R. J. und L. A. RANTZ, The clinical significance of the measurement of C-reactive protein in serum. Clin. Res. Proc. 3, 63 (1955).

185 ROANTREE, R. J. und L. A. RANTZ, Clinical experience with C-reactive protein test. A. M. A. Arch. Int. Med. 96, 674 (1955).

186 ROBERTS, E., Rheumatic fever and active rheumatic heart disease M. Clin. North America 38, 1705 (1954).

187 ROSETTI, C., G. B. MARSON und G. GALLA, La proteina C reattiva in dermatosi varie. Minerv. Dermatolog. 33, 82 (1958).

188 ROZANSKY, R. und B. BERCOVICI, C-reactive protein during pregnancy and in cord blood. Proc. Soc. Exper. Biol. Med. 92, 4 (1956).

189 ROZANSKI, R. und E. DAVIS, Relation between C-reactive protein and erytrocyte sedimentation rate in rheumatic fever. Amer. J. Clin. Path. 29, 331 (1958).

190 ROZANSKI, R. und J. SHANON, C-reactive protein in blood serum and blister fluid in various dermatological conditions. Dermatologia 115, 136 (1957).

191 SAMUEL, S., Valore e limite della valutazione della proteina reattiva C in encologia ginecologica. Tumori 44, 302 (1958).

192 SARIO, DE., Der C-reaktive Protein Test bei Erkrankungen von Kindern. Minerva pediatr. 37, 918 (1957).

193 SCHMID, W., Antistreptolysin-Reaktion und C-reactives Protein bei Streptokokken-Infektionen. Med. Klin. 54, 296 (1959).

194 SCHÖN, R., Wie wird das C-reactive Protein bestimmt? Dtsch. Med. Wschr. 83, 2020 (1958).

195 SCHWARZ, G., Das C-reaktive Protein in der Beurteilung chronischer rheumatischer Erkrankungen. Z. Rheumaforschg. 16, 238 (1957).

196 SCHEIDEGGER, J. J., Une micro-méthode de l'immuno-electrophorèse. Int. Arch. Allergy 7. 103 (1955).

197 SCHEIDEGGER, J. J., R. WEBER, A. HÄSSIG und G. RIVA, Makroglobulinämie Waldenström p 25 (Basel 1958) zit. nach (198).

198 SCHULTZE, H. E., G. SCHWICK, J. SONNET, J. HEREMANS und J. L. MICHAUX, Gamma-X-Globulin, eine immunelektrophoretisch nachweisbare Gamma-Globulin-Komponente mit Beziehungen zum C-reaktiven Protein. Klin. Wschr. 38, 62 (1960).

199 SCHULTZE, H. E., Über klinisch interessante körpereigene Polysaccharidverbindungen. Scand. J. Clin. Lab. Invest. 10 (Suppl. 31), 135 (1957).

200 SCHULTZE, H. E., The synthesis of antibodies and proteins, Clin. chim. Acta 4, 610 (1959).

201 SCHULTZE, H. E. und G. SCHWICK, Quantitative immunologische Bestimmung der Plasmaproteine. Behringwerke Mitt. 35, 57 (1958).

202 SELMAN, D. und A. HALPERN, Pitfalls in the determination of C-reactive protein, an acute phase reactant. Angiology 7, 292 (1956).

203 SHACKMAN, N. H., E. T. HEFFER und I. G. KROOP, C-reactive determination as measure of rheumatic activity. Amer. Heart J. 48, 599 (1954).

204 SHETLAR, M. R., R. W. PAYNE, H. B. SRENGE und J. B. FAULKNER, Objective evaluations of patients with rheumatic diseases. III. Comparison of serum glycoprotein, seromucoid and C-reactive protein determinations as methods for the evaluation of patients with rheumatic fever. J. Pediatr. 51, 510 (1957).

205 SHETLAR, M. R., J. A., BULLOCK, C. L. SHETLAR und R. W. PAYNE, Comparison of serum C-reactive protein, glycoprotein and seromucoid in cancer, arthritis, tuberculosis and pregnancy. Proc. Soc. Exper. Biol. Med. 88, 107 (1955).

206 SHUBIN, H., A. GLASKIN und C. HEIKEN, Value of CRPA (C-reactive protein agent) compared to blood sedimentation studies in tuberculosis. Tubercology 15, 62 (1955).

207 SMITH, R. T., A heparin-precipitable fraction of human plasma. II. Occurrence and significance of the fraction in normal individuals and in various disease states. J. Clin. Invest. 36, 605 (1957).

208 SMITH, J. M. und J. T. SKAGGS, C-reactive Protein in allergic diseases. J. Allergy 27, 338 (1956).

209 SPERA, F. und M., Quantitative Bestimmung von C-reaktivem Protein im Liquor. Clin. Pediatr. (Bologna) 39, 303 (1957); ref. Excerpt. Med. 11, 612 (1958).

210 STAEHELIN, A., Die Bestimmung des C-reaktiven Proteins, Praxis 46, 1065 (1957).

211 STAEHELIN, A., Über die Bedeutung des C-reaktiven Proteins in der internistischen Praxis. Helv. Med. acta 23, 628 (1956).

212 STEIN, E. und J. M. SMITH, C-reactive protein in the acute phase of common contagious diseases. J. Dis. Child. 91, 150 (1956).

213 STOLLERMAN, G. H., S. GLICK, D. J. PATEL, I. HIRSCHFELD und J. H. RUSOFF, Determination of C-reactive protein in serum as a guide to the treatment and management of rheumatic fever. Amer. J. Med. 15, 645 (1953).

214 STOLLERMAN, H. G., S. J. GLICK und H. C. ANDERSON, Effect of adrenocortical hormones on presence of C-reactive protein in blood. Proc. Soc. Exper. Biol. Med. 87, 241 (1954).

215 SWIFT, H. F., A. T. WILSON und A. C. LANCEFIELD, Typing group A Streptococci by M precipitin reactions in capillary pipettes. J. Exper. Med. 78, 127 (1943).

216 TAMPIERI, A., und A. ROVESCALLI, La proteina C reattiva del liquor cerebrospinale negli stati infettivi. Giorn. Clin. Med. 39, 142 (1958).

217 TAMPIERI, A., La proteina C reattiva ed i suoi rapporti con le altre indagini di laboratorio per la malattia reumatica. Atti del X. congresso della società italiana di reumatologia. Reumatismo 1957, Suppl. 1.

218 TAMPIERI, A, La proteina C reattiva evidenziata con il metodo al lattice di polistirene. Boll. Istitut. Sieroterap. Milano 39, 5 (1960).

219 TAMPIERI, A., A. ROVESCALLI und F. CAMPANELLA, Ulteriore contributo al comportamento della proteina C reattiva e di alcuni altri indici nella matattia reumatica. Giorn. Clin. Med. 39, 142 (1958).

220 TAMPIERI, A, Ricerca della proteina C reattiva nel siero dei soggetti luetici. Minerva med. 49, 789 (1958).

221 TIDWELL, R. A. und D. LEWIS, C-reactive protein, its uses and limitations in the practice of pediatriçs. Northwest Med. **55,** 777 (1956).

222 TIGANO, F., G. RUSSO und G. QUATTROCCHI, Studio comparativo del comportamento della proteina reattiva C, delle sieroproteine e della velocità die eritrosedimentazione nella tuberculosi polmonare. Arch. di Tisiol. Mal. App. Resp. **14,** 438 (1959).

223 TIGANO, F., G. QUATTROCCHI und G. RUSSO, Valore e limiti della ricerca della proteina reattiva C nella infezione reumatica. Arch. Atti Società Med. Chirurg. Messina. **1,** 3 (1957).

224 TIGANO, F. und G. RUSSO, La proteina reattiva C in alcune malattie infettive e parasitarie. Giorn. Mal. Infet. Parassit. **10,** 793 (1958).

225 TILLETT, W. S. und T. JR. FRANCIS, Serological reactions in pneumonia with a nonprotein somatic fraction of pneumacoccus. J. Exper. Med. **52,** 561 (1930).

226 TILLETT, W. S., W. F. GOEBEL und O. T. AVERY, Chemical and immunological properties of a species-specific carbohydrate of pneumococci. J. Exper. Med. **52,** 895 (1930).

227 TREFFERS, A. und M. HEIDELBERGER, Quantitative experiments with antibodies to a specific precipitate. J. Exper. Med. **73,** 125 (1942).

228 TUFT, H. S. und M. S. SCHERR, Significance of C-reactive protein in asthmatic patients. J. Allergy **27,** 344 (1956).

228a Tuomioja, M., P. Kajanne und R. Junnila. Affinity of certain surface-aktive substances to C-reactive protein. Ann. Med. Exper. Fenn. **39,** 29, 35, 43 (1961)

229 TURUMI, KOH-IT., L. T. HAMAGAMI und H. KENKEL, Relationship of sialic acid and C-reactive protein levels in human serum. J. Amer. Med. Ass. **170,** 2160 (1959).

230 TYLER, C. W. und T. J. ROESS, C-reactive protein in pregnancy. Amer. J. Obstetr. Gynec. **73,** 837 (1957).

231 VALYASEV, A., J. M. SLOAN und L. A. BARNESS, C-reactive protein in serum in nephrosis and acute glomerulonephritis. Pediatrics **25,** 106 (1960).

232 VEST, M. und J. MARTI, Über das Auftreten von C-reaktivem Protein und dessen Verhältnis zur Senkungsreaktion, Weltmann-Band und Elektrophorese bei verschiedenen Krankheiten im Kindesalter. Schweiz. Med. Wschr. **87,** 782 (1957).

233 WAGNER, O. und E. JANSSON, C-reactive protein in serous meningitis and paralytic poliomyelitis. Ann. Med. Exper. Fenn. **35,** 352 (1957).

234 WAGNER, O. und K. HÄLLSTRÖM, C-reactive protein in acute coronary disease. A clinical study. Cardiologia **29,** 321 (1956).

235 WALLENIUS, G., R. TRAUTMANN, H. G. KUNKEL und D. C. FRANKLIN, Ultracentrifugal studies of a major non-lipide electrophoretic components of normal human serum. J. biol. Chem. **225,** 253 (1957).

236 WEINER, H. E. und J. R. MOSHIN, Serum glycoprotein concentrations in experimental tuberculosis of guinea pigs. Amer. Rev. Tuberc. **68,** 594 (1953).

237 WIEME, R. J., Studies on agar gel elektrophoresis. Arcia Uitgaven N. V. Brüssel **1959,** 321, zit. nach 198.

238 WINZLER, R. J., A. W. DEVOIR, J. W. MEHL und E. M. SMYTH, Studies on the human mucoproteins of human plasma. Determination and isolation. J. Clin. Invest. **27,** 609 (1948).

239 Wood, H. F., Effect of C-reactive protein on human leucocytes. Proc. Soc. Exper. Biol. Med. 76, 843 (1951).

240 Wood, H. F., The relationsship between the acute phase response and antibody production in the rabbit. II. The stimulation of Cx-reactive protein response by certain adjuvants and the relation of this response to the enhancement of antibody production. J. Exper. Med. 98, 321 (1953).

241 Wood, H. F., S. Anderle, C. W. Hammond und C. P. Miller, Studies on the Cx-reactive protein. The effect of irradiation on the acute phase protein system. J. Exper. Med. 111, 601 (1960).

242 Wood, H. F., H. D. Diamond, L. F. Caver, E. Pader und S. K. Elster, Determination of C-reactive protein in the blood of patients with Hodkin's disease. Ann. Int. Med. 48, 823 (1958).

243 Wood, H. F. und M. McCarty, Laboratory aids in diagnosis in rheumatic fever and in evaluation of disease activity. Amer. J. Med. 17, 768 (1954).

244 Wood, H. F. und M. McCarty, The measurement of C-reactive protein in human sera. Comparison of the clinical tests on the basis of a quantitative method. J. Clin. Invest. 30, 616 (1951).

245 Wood, H. F., M. McCarty und R. J. Slater, The occurrence during acute infections of a protein not normally present in the blood. V. Physical-chemical properties of the C-reactive protein crystallized by a modified technique. J. Exper. Med. 100, 71 (1954).

246 Wood, H. F. und S. Montella, Studies on the Cx-reactive protein; I. The effect of Cx-reactive protein to normal rabbits. J. Exper. Med. 106, 315 (1957).

247 Yaffee, H., The C-reactive protein in diseases of the skin. Arch. Dermotol. 75, 696 (1957).

248 Yocum, R. S. und A. A. Doerner, A clinical evaluation of the C-reactive protein test. Arch. Int. Med. 99, 74 (1957).

249 Zach, J., Die klinische Bedeutung der Bestimmung des C-reaktiven Proteins. Verh. Dtsch. Ges. inn. Med. 64, 165 (München 1958).

250 Zach, J. und E. Gebert, Zur klinischen Brauchbarkeit des C-reaktiven Proteins. Ärztl. Wschr. 13, 308 (1958).

251 Zach, J., Zur quantitativen Bestimmung des C-reaktiven Proteins. Klin. Wschr. 35, 936 (1957).

252 Zach, J. und K. Zimmermann, Zur Lokalisation des C-reaktiven Proteins im Eiweißspektrum des Serums. Klin. Wschr. 37, 160 (1959).

253 Ziegra, S. R. und A. G. Kuttner, Reappearance of abnormal laboratory findings in rheumatic patients following withdrawel of ACTH or cortison. Amer. J. Med. Sci. 222, 516 (1951).

254 Zitrin, Ch. M., The C-reactive protein in childhood tuberculosis. Amer. Rev. Resp. Dis. 81, 266 (1960).

Sachverzeichnis

Adjuvantien und CRP-Bildung 13, 20, 31
Agammaglobulinämie und CRP-Bildung 17, 18, 19, 51
Agarpräzipitation 2, 9, 10, 19, 27
Akute Phase im klinischen Test 1, 34
– –, Protein vom Kaninchen 12, 13, 20, 49
– –, Serum-Mucoid 22, 23
Alkohol-Äther Extraktion 5, 6, 12
Allergie und CRP-Bildung 17, 34
Anteil des CRP an den Serumproteinen 2, 10
Anti-Antikörper 18, 50
Antigen-Antikörper-Reaktionen und CRP 16, 17, 34, 50
Antigene Eigenschaften und CRP 10, 15
Antikörper und CRP 13, 16, 17, 18, 19, 45
Antikörpervorstufe, CRP als 16, 50
Antiserum gegen CRP vom Kaninchen 24, 26
Antikomplementäre Wirkung des CRP Antiserums 27
Antistreptolysin-O 47
APC-Test 29, 30, 51
Aussalzen des CRP 2, 4, 9, 11, 48

Bildungsort von CRP und CxRP 13, 14
Blockade der CRP-Bildung: siehe RES-Blockade
Bluttransfusionen und CRP 11, 32
Brunnenwasserdialyse 4

Calciumionen und CRP 4, 6, 15, 24, 48, 50
Chirurgische Eingriffe, siehe Operationen
Chromatographie des CRP in Zellulose 9
Co-Cx-RP (Akute Phase Serum Mucoid) 22, 23
Cortison und CRP-Test 19, 37
C-Polysaccharid (vgl. Pneumokokken-Polysaccharide) 5, 12, 15
CRP-Gehalt von Seren 8, 24
CRP-Bildung bei fehlender Antikörperbildung 9, 13, 17, 18, 19

CRP und Gamma-X-Globulin 11, 48, 51
Cx-Polysaccharid (vgl. Pneumokokken-Polysaccharide) 12, 15
CxRP-Antiserum vom Huhn 13
CxRP-Bildung bei Immunisierung von Kaninchen 3, 12, 13, 15, 16, 18, 19, 31

Darstellung von C- und Cx-Polysaccharid 12, 13, 22
Diaplacentarer Transport von CRP 45

Eiweißfraktion zu der das CRP gehört 2, 6, 7, 10, 12, 48
Eiweißnatur des CRP 1, 4, 11, 12
Elektrophorese 2, 6, 7, 10, 12, 48
Entzündungsprotein, CRP als 1, 3, 13, 14, 15, 16, 18, 19, 35, 49, 51, 52
Erythema marginatum und CRP-Bildung 36
Erythema nodosum und CRP-Bildung 36
Extrauteringravidität und CRP-Test 45

Fehlerquellen bei der CRP-Bestimmung 26, 29
Fieber und CRP-Bildung 31, 32, 35
Flockungsreaktion mit Fettsäuren (APC-Test) 30
– nach PENN 29, 30
Fluoromethalon und CRP-Bildung 19

Gamma-X-Globulin 11, 48, 51
Glycoproteide 11, 22
Gravidität und CRP-Test 17, 45

Hautreaktionen mit C-Polysaccharid und CRP 16, 20, 21
Hepatitis epidemica und CRP-Test 43
Heparinpräzipitierbare Fraktion und CRP-Test 39
Herzinfarkt und CRP-Test 36, 39, 40, 41, 52
Herzinsuffizienz und CRP-Test 42
HODGKIN, siehe Lymphogranulomatose

Sachverzeichnis

Ikterus und CRP-Test 43, 44
Immunelektrophorese 2, 9, 10, 11, 12
Immunisierung von Kaninchen 2, 5, 15, 18, 24
Immunologische Unterschiede des CRP 2, 15, 19, 20
Infarkt, siehe Herzinfarkt
Infektionen beim Säugling 45
Isoelektrischer Punkt des CRP 6, 9, 11, 12, 48
– – der Gammaglobuline 9

Kapillarpräzipitationsmethode 24, 25, 49
Kapselschwellungsreaktion 2, 12, 21, 22, 28, 29, 39
Karditis, siehe rheumatische Karditis
Karzinom der Gallenblase und Gallenwege 44
–, siehe Tumoren
Komplementbindungsreaktion 9, 10, 21, 27, 28, 44
Kreuzabsorptionen 21, 22
Kreuzreaktionen verschiedener CRP's 12, 19, 20, 49
Kristallisation des CRP 1, 5, 6
– – CxRP 12

Langzeitelektrophorese 8, 9
Latenzzeit bei CRP-Bildung 11, 33
Latex-CRP-Test 26
Leberkrankheiten 43, 44
Leichenblut und CRP-Test 43
Leukämien 44
Leukozyten und CRP 3, 18, 19, 22, 35, 37, 38
Lipoidbindung des CRP 5, 6, 12, 13
– – CxRP 13
LÖFSTRÖMS KSR, siehe Kapselschwellungsreaktion
Löslichkeit des CRP 5, 6, 12
Lymphogranulomatose 44, 45
Lymphozyten und Co-Cx-RP 22

Mangansalz, Blockade des RES 14
Mucoproteide 3, 11, 22
Myokardinfarkt, siehe Herzinfarkt

Nabelschnurblut und CRP-Test 45
Nachweismethoden des CRP 24–30, 35, 49
NEUFELDsche Reaktion zur Pneumokokkenbestimmung 28
Neuraminsäureester 11, 48, 49

Operationen und CRP-Test 32, 45
Ouchterlony-Technik, siehe Agarpräzipitationen

Passive kutane Anaphylaxie, s. PRAUSNITZ-KÜSTNER
PENN-Test 29, 30, 51
Phosphorgehalt des CRP 6, 48
Pneumokokken-Antikörper 6, 7, 15, 50
– Polysaccharide 12, 13, 15, 22, 24, 48, 49, 50
Polysaccharid C und Cx 12, 13, 15, 22, 24, 48, 49, 50
PRAUSNITZ-KÜSTNER-Reaktion mit CRP 19, 20
Prednisolon und CRP-Bildung 19
Proteinnatur, siehe Eiweißnatur des CRP

Quantitative CRP-Bestimmung 9, 10, 21, 25, 26, 28, 29
1. spektrophotometrisch 25
2. mit Latex-CRP-Test 26
3. durch Adsorption von C-Polysaccharid an Hammelblutkörperchen 26
4. mit der Kapillarpräzipitation 26
5. mit der Kapselschwellungsreaktion 28, 29
6. mit der Komplementbindungsreaktion 9, 10, 21, 27, 28, 44

Reaginnatur des CRP 20
Reaktanten der akuten Phase 22, 35, 36, 51
RES-Blockade mit Thorotrast, Indische Tusche, Trypanblau, Mangansalz 14, 23, 31, 49
Retikuloendotheliales System und CRP-Bildung 14, 23, 31, 49
Rheumatische Karditis 43
Rheumatismus und CRP 3, 36, 37, 38
Röntgenbestrahlung und CRP-Bildung 17, 18, 22, 23, 31, 33, 49

Salizyl-Therapie und CRP-Bildung 19, 37
Sedimentationskonstante 6, 8, 10, 11, 12, 48
Schwangerschaft, siehe Gravidität
Senkung und CRP-Test 3, 35, 37–41, 45
Silikose und Tuberkulose 45
Somatische Polysaccharide der Pneumokokken 12, 13
Standardisierung des CRP 5

Stärkeelektrophorese 9
Stickstoffgehalt des CRP 6, 9, 11, 48
Stimulation der CRP-Bildung 31–33
  1. durch anorganische Substanzen 31, 33
  2. durch Aminosäuren 31
  3. durch Eigenblut 32
  4. durch Omnadin 32
  5. durch Frosteinwirkung 32
  6. durch Überwärmung 31, 32
  7. durch Gewebsextrakte 31
  8. durch FREUNDsches Adjuvans 20, 31
  9. durch Thyphus Vaccine 15, 32, 33, 37

Tabakmosaikvirus 16, 19
Therapie und CRP 3, 19, 37
Thorotrastblockade 14
Tuberkulose 45
Tuberkulinanergie 21
Trägerproteine für Antikörper 50, 51
Transaminasen und CRP-Test 40, 41
Tumoren 44, 45, 52

Ultrazentrifugenanalysen 10

WALDENSTRÖMsche Makroglobulinämie 11

Fortschritte der Serologie

Von Prof. Dr. HANS SCHMIDT, Wabern bei Bern

2. Auflage. XXIII, 1114 Seiten mit 87 Abb. 1955. Kunstleder DM 150,–

Das vorliegende Werk ist unentbehrlich einerseits für den Forscher, dem es eine wertvolle Ergänzung der „Grundzüge der spezifischen Therapie" des gleichen Autors gibt, andererseits für den Praktiker, der, wenn er tiefer über die Probleme der Pathogenese der Infektionskrankheiten nachdenkt, hier in klarer und scharfer Darstellung findet, was er benötigt.

Münchener medizinische Wochenschrift

Eine wichtige Ergänzung zum obigen Handbuch bilden die Bände der Reihe

Fortschritte der Immunitätsforschung

Herausgegeben von Prof. Dr. HANS SCHMIDT, Wabern bei Bern

Bisher erschienen:

Prof. Dr. H. SCHMIDT, Wabern bei Bern

Band 1 **Die Konglutination - Das Komplement**

XII, 124 S., 8 Abb., 12 Tab. 1959. Kart. DM 20,–

Die Darstellung ist kurz, enthält aber alles Wesentliche und ist äußerst anregend. In einem Anhang sind wichtige technische Angaben zusammengestellt. Man erwartet die weiteren Bände der neuen Serie mit Spannung.   *International Archives of Allergy*

Prof. Dr. H. SCHMIDT, Wabern bei Bern

Band 2 **Das Properdin**

XII, 150 S., 15 Abb., 19 Tab. 1959. Kart. DM 28,–

Das vorliegende Buch des Altmeisters der deutschen Serologie stellt eine vorzügliche Zusammenfassung der neuesten Entwicklung auf einem theoretisch und praktisch besonders wichtigen Gebiet der Serologie dar.   *Münchener medizinische Wochenschrift*

Prof. Dr. F. SCHEIFFARTH u. Dr. W. FRENGER, Erlangen

Band 3 **Immunohämatologie**

XV, 176 S., 34 Abb., 13 Tab. 1961. Kart. DM 36,–

Die Autoren haben sich, wie sie es im Vorwort sagen, die Aufgabe gestellt, nebst einem möglichst erschöpfenden Überblick über den gegenwärtigen Stand der experimentellen und klinischen Immunhämatologie zugleich auch deren Problematik aufzuzeigen. Dies ist ihnen gut gelungen.

Acta haematologica

Prof. Dr. K. O. VORLAENDER, Bonn

Band 4 **Das Serumeiweißbild der entzündlichen Nierenerkrankungen und seine Beziehungen zur Pathogenese, Pathophysiologie und Klinik**

XII, 87 S., 19 Abb. 1962. Kart. DM 20,–

Die vorliegende kurze Monographie ist klar und übersichtlich geschrieben, sie hebt die problematischen Kapitel deutlich heraus. Sie kann allen Klinikern, darüber hinaus aber allen Ärzten, die sich für theoretische Probleme interessieren, bestens empfohlen werden.   *Subsidia medica*

DR. DIETRICH STEINKOPFF VERLAG · DARMSTADT

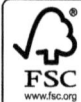

MIX
Papier aus verantwortungsvollen Quellen
Paper from responsible sources
FSC® C105338

If you have any concerns about our products,
you can contact us on
ProductSafety@springernature.com

In case Publisher is established outside the EU,
the EU authorized representative is:
**Springer Nature Customer Service Center GmbH
Europaplatz 3, 69115 Heidelberg, Germany**

Printed by Libri Plureos GmbH
in Hamburg, Germany